U0199998

国家科学技术学术著作出版基金资助出版

小儿内脏器官年龄解剖学

主编 苗 华 马传响

科学出版社

北 京

内 容 简 介

本书在编写过程中遵循系统性、完整性和实用性并重，提高和普及兼顾原则，参照人体解剖学编排方式，按人体各系统分为4篇，包括消化系统、呼吸系统、泌尿系统和生殖系统。每篇在内容编排上首先作一般解剖概述和发生学简介，然后从乳儿开始详细阐述各器官生长、发展、变化的过程。

本书图文简明、条理清晰、实用性强，可作为临床儿童影像学、儿科手术学、儿童保健和康复、儿童医疗器械等工作者的参阅书籍。

图书在版编目（CIP）数据

小儿内脏器官年龄解剖学 / 苗华，马传响主编. —北京：科学出版社，2020.5

ISBN 978-7-03-064915-7

Ⅰ. ①小… Ⅱ. ①苗… ②马… Ⅲ. ①儿科学–人体解剖学 Ⅳ. ①R322 ②R72

中国版本图书馆 CIP 数据核字（2020）第 066657 号

责任编辑：杨卫华 杨小玲 / 责任校对：张小霞
责任印制：赵 博 / 封面设计：龙 岩

科 学 出 版 社 出版
北京东黄城根北街 16 号
邮政编码：100717
http://www.sciencep.com

天津市新科印刷有限公司 印刷
科学出版社发行 各地新华书店经销
*
2020 年 5 月第 一 版 开本：787×1092 1/16
2020 年 5 月第一次印刷 印张：12 1/2
字数：277 000

定价：78.00 元
（如有印装质量问题，我社负责调换）

《小儿内脏器官年龄解剖学》编写人员

主　编　　苗　华　马传响

副主编　　宋　亮　严麟书　于光生

编　者　　（以姓氏笔画为序）

于光生　蚌埠医学院

马传响　徐州医科大学

孙德旭　徐州医科大学

严麟书　蚌埠医学院

李秀娟　蚌埠医学院

宋　亮　徐州医科大学

张海锋　徐州医科大学

陈幽婷　徐州医科大学

邵正仁　蚌埠医学院

苗　华　蚌埠医学院

秦登友　蚌埠医学院

统计学审核　周纯先　蚌埠医学院

前　　言

　　儿童内脏器官年龄解剖学研究是以研究儿童不同年龄时期内脏器官生长发育和形态变化规律，为儿童卫生保健、临床医疗和教学科研等提供理论基础为目的的应用基础研究。

　　从出生到成年的成长过程中，机体的系统器官及其组成部分的生长发育是在不平衡的状态下进行的，在每一年龄阶段都有相应的年龄特征。儿童不是胎儿的扩大，也不是成人的缩小，儿童与成人在形态学上存在很大的差异。

　　儿童生长发育方面的调查数据众多，但由于受时间、地域、种族、统计方法和测量手段等的影响，儿童生长发育的数据报道并不一致。我国新生儿的平均身长男性为50.6cm，女性为50.0cm，一般统计为50.0cm。13岁时身长约150.0cm（男性149.8cm，女性150.7cm）。儿童出生后的生长速度受遗传、环境、营养、性别、运动、生活方式、地域、健康状况等因素的影响，个体差异较大。在人体发育过程中，身长和体重的绝对值都随年龄的增加而增加，由于身长的增加较体重稳定，对客观条件的影响较不敏感，受年代的影响不大，因此，一般认为根据身长对儿童体格发育做出的评价比体重较为准确。

　　据此，儿童内脏器官年龄解剖学研究对从刚出生的新生儿到青春期之前的180例尸体，按身长分为6组，每组30例，各组内无明显先天性畸形或慢性消耗性疾病致死者，以避免对器官发育的影响。新生儿组为足月出生至1个月之内死亡者，其余按身长20cm的间隔分为5组，即51～70cm组、71～90cm组、91～110cm组、111～130cm组、131～150cm组。

　　身长组段与年龄的大致对应如下：45～50cm，新生儿组（足月出生至1个月）；51～70cm，乳儿组（1个月至1岁）；71～90cm，幼儿组（1～3岁）；91～110cm，学龄前组（4～6岁）；111～130cm，低学龄组（7～10岁）；131～150cm，高学龄组（11～14岁）。

　　儿童内脏器官年龄解剖学研究共分为两部分。第一部分为小儿篇，仅讨论乳儿组（Ⅰ组）、幼儿组（Ⅱ组）、学龄前组（Ⅲ组）、低学龄组（Ⅳ组）、高学龄组（Ⅴ组）5组小儿内脏器官的发育特点。第二部分为新生儿篇，仅讨论新生儿组内脏器官的发育特点。儿童内脏器官年龄解剖学研究旨在为现代临床造影、超声检查、内镜检查、微创手术或内镜手术、器官移植、介入治疗、儿科手术、不同年龄的康复治疗学、人工材料的手术应用、手术器械的开发等领域提供重要的参考数据和资料。

　　本书详细展示和总结了小儿内脏器官年龄解剖学研究（以下简称本研究）的成果，以三线表展示测量数据，根据 P 值评估数据间的可信度，绘制统计图以估计小儿内脏的发育趋势。除一般测量方法外，对于复杂的数据测量方法，使用简图来展示，以便读者理解。本研究在描述时，遵循人体系统解剖学对内脏系统的描述格式，对测量得到的结构数据进行详细分析，对于未测量的部分，则引用较可靠的国内外数据进行补充，以供读者参考。

　　本书得以问世，有赖于各位参编人员的辛勤劳动和全力配合，同时在收集资料和执笔过程中，得到了许多同志的鼓励和支持，也得到了蚌埠医学院和徐州医科大学领导的鼎力支持。在本书即将出版之时，特向所有为本书做出贡献的同志致以最衷心的感谢。

　　由于编者水平所限，书中欠妥或错漏之处在所难免，敬请各位读者给予批评和指正。

马传响

2019 年 12 月

目　录

第一篇　消化系统

第二篇　呼 吸 系 统

第三篇 泌 尿 系 统

第四篇 生 殖 系 统

第一篇

消 化 系 统

消化系统由消化管和消化腺组成。消化管可分为口、咽、食管、胃、小肠、大肠和肛管。消化腺可分为大消化腺和小消化腺两类。大消化腺形成独立的器官，包括三大唾液腺、肝和胰腺；小消化腺位于消化管壁内，包括口腔各壁内的腭腺、唇腺、颊腺、舌腺、食管腺、胃腺、肠腺等。

消化系统的功能主要是消化和吸收。消化方式包括机械性消化和化学性消化，牙的研磨、舌的搅拌及胃肠蠕动对食物进行机械性消化，各消化腺分泌的消化液对食物进行化学性消化。以小肠黏膜为主的消化道上皮将营养物质吸收入血，食物残渣经大肠和肛管排出体外。

人的消化系统，在胚胎发育到 20 天时即开始发生。起初扁平的胚盘卷成圆筒形，内胚层被卷入圆筒形的胚体形成一盲管，即原始消化管。前端部和后端部分别称为前肠和后肠；中段与卵黄囊相连，称为中肠。原始消化管继续发育，前肠演化为咽、食管、胃、十二指肠前 2/3；中肠演化为十二指肠后 1/3、空肠、回肠、盲肠、阑尾、升结肠、横结肠前 2/3；后肠演化为横结肠后 1/3、降结肠、乙状结肠、直肠、肛管上段。肝、胰和各种小消化腺发生于原始消化管的上皮。出生时消化系统发育相当良好，它的形态和功能与哺乳相适应。在以后儿童发育过程中，随着机体的生长和活动的增加及摄取食物性质的改变，消化系统的形态和功能也不断获得训练，进一步相适应地日趋完善，而显示其年龄特征。

第一章 消 化 管

第一节 口 腔

口腔为消化管的起始部，含有在进化过程中特化形成的牙、舌和唾液腺等，具有感受味觉、咀嚼食物等完成对食物初步消化的功能。

新生儿和乳儿口腔的位置因上颌骨（窦）及上牙槽突欠发育而靠近眼眶，口腔黏膜柔嫩而血供丰富。以后随牙的萌出和上颌窦的发育，鼻腔的高度也增加，口腔与眼眶的距离随之逐渐增大。

一、口 腔 概 况

（一）口腔的围成和分部

1. 口腔的围成 口腔的前壁为唇，经口裂通体外；两侧壁为颊，有腮腺管的开口；上壁为腭，与鼻腔相邻；下壁又称口底，主要由舌骨上肌群等软组织构成。后壁缺如，形成咽峡通口咽。牙和舌可作为口腔内器官。口腔内面及舌均有黏膜覆盖，位于口腔周围的唾液腺借其腺管开口于口腔不同部位的黏膜表面。

2. 口腔的分部 口腔被牙弓分隔成口腔前庭和固有口腔两部分，婴儿在未出牙时由牙槽弓（牙龈被覆牙槽突形成）代之。口腔前庭是位于唇、颊与上牙弓、下牙弓和牙龈之间的"U"形裂隙，口腔前庭内有口腔黏膜所形成的解剖结构，唇和颊黏膜与上牙弓、下牙弓的移行处分别形成口腔上穹和下穹。固有口腔为上牙弓、下牙弓和牙龈（或牙槽弓）围成的部分，向后经咽峡通口咽。婴儿出牙前闭口时，口腔前庭可借上颌骨、下颌骨的牙槽突表面黏膜之间的裂隙与固有口腔相交通，当乳牙或恒牙出齐后，仅在最后磨牙的后方与固有口腔相交通。

（二）口腔前庭内的结构

上、下唇内面的中线上黏膜各形成一条矢状位的皱襞，分别连于上、下颌牙龈的前面，称为上、下唇系带，新生儿期发达，尤见上唇系带可达上颌牙龈的边缘。在出生1周内新生儿口腔前庭的黏膜上，常可见乳头状突起结构（41.8%），此结构从胎儿3~4个月出现至出生后10天左右消失，其表面被覆有不全角化的扁平上皮，并有毛细血管和结缔组织伸入其中。其结构与舌背丝状乳头相似。

（三）固有口腔深度的发育变化

以上颌牙槽弓中点或上颌中切牙处牙龈缘至腭垂下端的直线距离作为小儿固有口腔的深度（前后径）。固有口腔的深度随身长增加而逐渐增加（表1-1，图1-1）。

表1-1　小儿固有口腔深度的发育变化

组别	例数	固有口腔深度（mm）	
		$\bar{x} \pm s$	$R_{min \sim max}$
I	30	40.3±3.7	31.0～46.0
II	30	46.8±3.8	38.0～55.0
III	30	49.3±5.5	38.4～71.0
IV	30	52.4±3.8	46.0～60.0
V	30	58.9±5.6	46.4～74.0

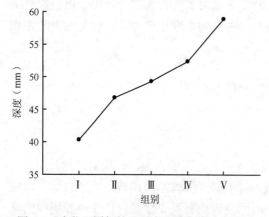

图1-1　小儿不同年龄组固有口腔深度分布曲线

二、口腔各壁形态

（一）口裂长度的发育变化

口唇构成口腔的前壁，分为上唇和下唇，上唇、下唇的游离缘围成口裂，口裂的两端称口角。口唇以口轮匝肌及口周放射状肌为基础，外覆皮肤，内衬黏膜。口唇外面的皮肤与内面的黏膜在口唇游离缘的延续部颜色红润，称唇红。新生儿的唇红外周缘略隆起形成双重唇，上唇正中的唇结节较明显。小儿唇的皮下组织较成人疏松且丰富，故外伤时其易水肿。小儿黏膜下的唇腺也远比成人丰富。上唇、下唇内面正中的矢状黏膜皱襞称上唇系带、下唇系带，新生儿发达，特别是上唇系带，以后随年龄增长应逐渐向上缩短。若至少年之后上唇系带仍过长，下端嵌于两上颌中切牙之间，以后上颌中切牙间的间隙将过宽。

以两侧口角间的直线距离作为口裂的长度，从而测得各身长组口裂长度。经统计学处理后发现儿童口裂长度与身长的增加成正比，并且与固有口腔深度的增长比例基本一致（表1-2，图1-2）。

表1-2　小儿口裂长度的发育变化

组别	例数	口裂长度（mm）	
		$\bar{x} \pm s$	$R_{min \sim max}$
I	30	30.8±5.1	17.0～42.0
II	30	36.5±2.6	32.0～45.0
III	30	39.7±4.8	31.3～51.0
IV	30	43.3±4.3	33.5～51.0
V	30	46.4±4.0	36.0～54.0

（二）颊的发育变化

颊构成口腔的外侧壁，以颊肌为基础，外覆皮肤，内衬黏膜。颊肌外面被覆的深筋膜致密，称颊咽筋膜。颊咽筋膜与颊部皮肤之间的浅筋膜层疏松，称颊间隙。颊间隙内有面神经颊支、面横动脉、面横静脉、笑肌和颧肌，以及腮腺管末端和颊脂体等。颊脂体又称颊脂垫，为薄层结缔组织所包裹的一团脂肪块。新生儿和乳儿的颊脂体发达，形成颊部的膨隆。少数新生儿的颊脂体可向内

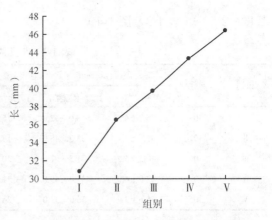

图 1-2　小儿不同年龄组口裂长度分布曲线

侧挤压颊肌，使口腔侧壁向内膨隆，但多 1 个月之内渐变平。吮吸时，颊脂体有增加口内负压的功能。颊肌内面被覆的深筋膜稍薄弱，紧邻的黏膜下组织内含弹性纤维，颊腺多为黏液腺和混合腺。颊黏膜与颊肌内面借致密结缔组织束相连，使黏膜下层的移动度很小。当颊肌收缩时（尤其当吸吮时），颊黏膜可随颊肌而运动，不致在吸吮或咀嚼时形成皱褶而被牙龈（未出牙时）或牙咬伤。毗邻上颌第二磨牙或相对应的牙龈处（未出牙时）的颊黏膜处，有腮腺导管的开口，开口周围微隆起形成腮腺乳头。

（三）腭的发育变化

腭构成口腔的顶，分隔鼻腔和口腔。成人腭的前 2/3 为硬腭，后 1/3 为软腭，但新生儿两者的长度近乎 1∶1。小儿腭较成人的腭平坦，新生儿腭与颅底的咽穹几乎平行，随着年龄的增长，腭中部逐渐向上拱起呈穹隆状（图 1-3）。

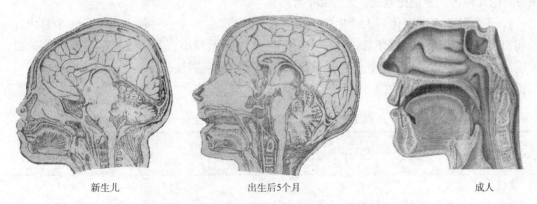

新生儿　　　　　　　　　　出生后5个月　　　　　　　　　　成人

图 1-3　头部矢状切面随年龄增长的变化

自上颌中切牙处牙弓的后缘至腭凹处的直线距离为硬腭的长度（前后径），从腭凹到腭垂根部的直线距离为软腭的长度，从腭垂根部到腭垂尖端的长度为腭垂的长度。小儿腭的长度随年龄增加而增长，但硬腭的增长速度明显大于软腭和腭垂，且低年龄组的增长速度更明显。新生儿的硬腭最短，仅略长于软腭，随年龄增长两者的比例逐渐增大，硬腭明显长于软腭，以后随发育两部分的比值逐渐接近成人的水平（成人硬腭长度∶软腭

长度≈2：1）（表1-3，图1-4）。

表1-3 小儿腭的发育变化

组别	例数	硬腭长（mm）		软腭长（mm）		腭垂长（mm）	
		$\bar{x}\pm s$	$R_{min\sim max}$	$\bar{x}\pm s$	$R_{min\sim max}$	$\bar{x}\pm s$	$R_{min\sim max}$
I	30	26.2±4.5	18.0～32.0	15.8±2.7	12.0～22.0	5.3±1.3	4.0～9.0
II	30	35.7±5.2	23.0～48.0	18.8±3.0	13.5～24.0	7.1±1.2	4.4～14.0
III	30	40.5±5.2	31.5～57.8	20.1±2.8	16.0～26.0	7.1±1.6	5.0～11.0
IV	30	42.9±4.0	33.0～49.0	21.7±3.7	15.0～30.0	7.5±2.2	4.5～10.0
V	30	45.6±3.9	36.0～54.0	24.7±4.7	20.0～31.0	7.9±2.3	3.0～14.0

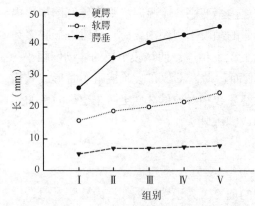

图1-4 小儿不同年龄组腭各部长度分布曲线

软腭后缘向两侧各延伸出前、后 2 条弓形皱襞，实则为深方腭肌所形成的黏膜隆起。前方一对止于舌根两侧称腭舌弓，深方为腭舌肌；后方一对止于咽侧壁称腭咽弓，深方为腭咽肌。同侧前弓、后弓之间的凹陷称扁桃体窝，容纳腭扁桃体。腭垂、腭帆后缘、两侧的腭舌弓及舌根共同围成咽峡，其为口腔和口咽的分界。

（四）牙和牙弓的发育变化

牙是人体中最坚硬的部分，嵌于上颌骨、下颌骨的牙槽内，分别排列成上牙弓和下牙弓。

1. 牙个数的发育变化 人一生先后有两套牙：乳牙20个，一般于出生后 6 个月内开始萌出，2～3 年出齐；恒牙 28～32 个，于 6～7 岁开始萌出，并陆续替换乳牙，约在 21 岁前后完成。乳牙萌出时间受全身营养和发育状况的影响明显，故以乳牙萌出数目仅能粗略推测出年龄（表1-4，图1-5）。

表1-4 小儿乳牙萌出个数的发育变化

组别	例数	上颌牙个数		下颌牙个数	
		$\bar{x}\pm s$	$R_{min\sim max}$	$\bar{x}\pm s$	$R_{min\sim max}$
I	30	2±1	0～4	2±1	0～4
II	30	8±3	2～12	8±3	2～12
III	30	10±1	8～12	10±1	6～12
IV	30	11±1	10～14	11±1	10～14
V	30	13±1	10～14	13±1	10～14

2. 牙弓的发育变化 新生儿从出生到萌出第一个恒牙之前称乳牙完成期，此时的牙弓称乳牙弓。因上颌骨、下颌骨的牙槽突是随着乳牙的萌出而逐渐形成的，故当乳牙咬合面

尚未萌出时，牙槽骨也未形成，此时牙的相对应部位完全由牙龈所覆盖。乳牙弓尚在未来长出乳牙的部位，牙龈由四面分隔包裹每个乳牙牙胚，形成结节状隆起，称牙胚节（即牙帽）。在切牙节、尖牙节和磨牙节前份的咬合面上，各有高约 1mm 的膜性突起（Robin-magitat 襞），此襞在小儿吸吮时有填塞上颌、下颌（牙槽弓）之间缝隙的作用。

以两侧乳牙弓后缘的连线作为牙弓宽度，测得各组小儿的牙弓宽度（图 1-6）。此测量值也基本可代表固有口腔的宽度，而固有口腔的深度的测量值见图 1-1、表 1-1。小儿不同年龄组上、下牙弓的宽度呈逐渐增长趋势，并以乳儿组和高学龄组增长为最快。上牙弓较下牙弓稍宽出约 3mm（图 1-6，图 1-7，表 1-5）。

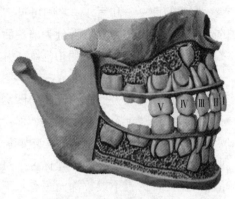

图 1-5　小儿乳牙名称与排序

Ⅰ为乳中切牙，Ⅱ为乳侧切牙，Ⅲ为乳尖牙，Ⅳ为第 1 乳磨牙，Ⅴ为第 2 乳磨牙

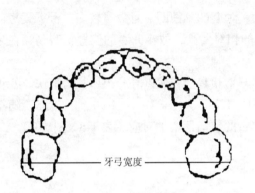

图 1-6　牙弓宽度测量图

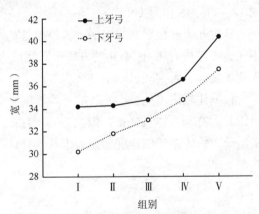

图 1-7　小儿不同年龄组牙弓宽度分布曲线

表 1-5　小儿牙弓宽　　　　　　　　单位：mm

组别	上牙弓宽		下牙弓宽	
	$\bar{x} \pm s$	$R_{\min \sim \max}$	$\bar{x} \pm s$	$R_{\min \sim \max}$
Ⅰ	34.2±4.1	30.0～45.0	30.2±5.1	21.0～42.0
Ⅱ	34.3±4.1	27.0～41.0	31.8±3.9	25.0～39.0
Ⅲ	34.8±5.0	25.0～48.0	33.0±5.6	23.0～46.0
Ⅳ	36.6±4.5	26.0～45.0	34.8±4.5	21.5～43.0
Ⅴ	40.4±4.7	27.0～50.0	37.5±4.6	25.0～46.0

（五）舌的发育变化

舌主要由舌肌构成，表面被覆舌黏膜。舌的上面又称舌背，其黏膜形成舌乳头并有味蕾分布；舌的下面又称舌腹，或称舌底，黏膜光滑菲薄，与口腔底黏膜延续。舌的前端狭窄称舌尖，后端宽厚称舌根。

舌背的前 2/3 和后 1/3 之间可见 "人" 字形的浅沟，称界沟，其为胚胎发育期口咽膜的附着处。以界沟为界将舌分为前、后两部分。界沟之前为舌体，游离且运动灵活；界沟之后为舌根，与口底和口咽相延续，并参与咽峡的围成。

舌体在中线处稍凹，形成一条不明显的浅沟，称舌正中沟，沟的后端与界沟的尖端相交。在此交点稍后方有一明显的小凹窝，称盲孔，为胚胎时期甲状舌管的遗迹。

舌腹在中线上有一黏膜皱襞，称舌系带，系带向舌尖方向延伸，根部连于口腔底的黏膜。舌系带两侧的伞状斜行黏膜皱襞称伞襞，伞襞和舌系带之间可见紫蓝色的舌下血管影。舌系带根部两侧的小黏膜隆起称舌下阜，其表面有下颌下腺管和舌下腺大管的开口。舌下阜向两侧延伸为舌下襞，深面藏有舌下腺，舌下腺小管直接开口于舌下襞表面。

舌体部的舌乳头有丝状乳头、菌状乳头、轮廓乳头和叶状乳头；舌根部的黏膜与深层的淋巴组织形成舌扁桃体（舌滤泡）。丝状乳头虽数目最多，但无味蕾分布。

舌尖到舌盲孔的距离为舌体长，舌盲孔到舌背后缘中点为舌根长，界沟两侧端的连线长度为舌宽，正中矢状切面上舌的最厚处长度为舌厚，测得各组数值及发育变化曲线见图 1-8、表 1-6 和图 1-9。

新生儿舌较短、宽、扁平，舌根相对宽大。伞襞的伞穗明显且数目较多，舌下襞短而不明显（欠发育）。因小儿的口底位置比成人的相对要高，故小儿舌的位置也略高，在牙未萌出之前，舌尖较易露出乳牙弓外。

根据比较表可见，小儿舌的平均长度呈逐渐增长趋势，尤以乳儿组增长为最快。各年龄组的舌宽与舌体长之比，依次为 1∶1.53、1∶1.79、1∶1.87、1∶1.90、1∶1.85。随年龄增长，舌体增长的速度明显大于其他，这与舌的灵活性增加对应（表 1-6，图 1-9）。

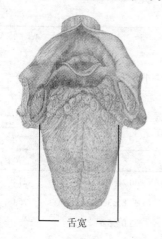
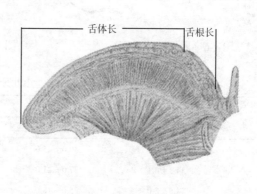

图 1-8　小儿舌背测量示意图

表 1-6　小儿不同年龄组舌的度量　　　　　　　　　单位：mm

组别	舌体长		舌根长		舌宽		舌厚	
	$\bar{x}\pm s$	$R_{min\sim max}$	$\bar{x}\pm s$	$R_{min\sim max}$	$\bar{x}\pm s$	$R_{min\sim max}$	$\bar{x}\pm s$	$R_{min\sim max}$
I	34.8±5.0	25.0～47.5	10.7±2.6	7.0～15.0	29.7±3.1	22.0～35.0	13.0±2.4	10.0～18.0
II	46.4±9.1	30.0～57.0	12.6±2.5	8.0～17.0	32.9±4.2	27.0～45.0	16.1±1.7	12.0～19.0

续表

组别	舌体长		舌根长		舌宽		舌厚	
	$\bar{x}\pm s$	$R_{min\sim max}$	$\bar{x}\pm s$	$R_{min\sim max}$	$\bar{x}\pm s$	$R_{min\sim max}$	$\bar{x}\pm s$	$R_{min\sim max}$
Ⅲ	52.8±7.3	35.0~66.0	14.8±2.7	12.0~21.0	36.1±3.3	32.0~45.0	16.2±2.5	11.0~22.0
Ⅳ	56.7±5.3	50.0~74.0	17.2±4.6	9.0~27.0	38.9±3.2	32.0~46.0	17.1±2.3	13.0~23.6
Ⅴ	59.5±8.5	38.0~72.0	17.6±3.4	11.0~24.0	41.7±3.9	37.0~52.0	17.5±2.5	15.0~24.0

三、唾 液 腺

　　根据是否独立自成器官，将唾液腺分成大唾液腺和小唾液腺两类。大唾液腺包括腮腺、下颌下腺和舌下腺；小唾液腺的腺细胞混合于口腔各壁和舌的黏膜层，与所在位置的结构同名，依次有唇腺、颊腺、腭腺及舌腺等。腮腺、唇腺和颊腺的导管开口于口腔前庭，其余腺体的导管均开口于固有口腔。根据腺细胞分泌物的性质，又可将唾液腺分为浆液腺、黏液腺和混合腺三类。腮腺属于

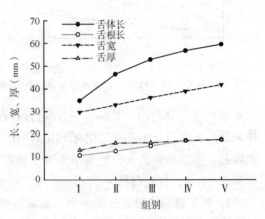

图 1-9　小儿不同年龄组舌各部发育比较曲线

浆液腺，唇腺、腭腺和舌后腺属于黏液腺，下颌下腺、舌下腺、颊腺和舌前腺属于混合腺。唾液腺分泌的唾液具有湿润和清洁口腔黏膜、混合食物、协助吞咽及对食物进行初步化学消化等功能。

　　新生儿唾液腺很小，细胞成分欠发育，分泌功能低下，出生后的前 3 个月内唾液量很少，且唾液淀粉酶含量低下，因而口腔黏膜较干燥且无法消化淀粉类食物。一般至出生 4 个月以后，腺体逐渐发育，分泌活动加强，唾液分泌增加，酶含量逐渐增高。因婴幼儿口底位置高，口腔容积小，自动吞咽功能尚不完善，不能及时把唾液咽下而常出现流涎现象。

　　小儿唾液腺随着年龄的增长而逐渐增大，分别测量腺体的长、宽和厚度可显示各腺体的发育趋势。因三大唾液腺腺体的形态均不规则，故以重量变化来比较三大唾液腺腺体之间的增长趋势和增长速度较为合理。比较三大唾液腺的重量变化可见：腮腺的增长指数到学龄期后显著增高，而下颌下腺与舌下腺的增长指数基本保持不变（表 1-7，图 1-10）。

表 1-7　小儿三大唾液腺的发育　　　　单位：g

组别	腮腺		下颌下腺		舌下腺	
	$\bar{x}\pm s$	$R_{min\sim max}$	$\bar{x}\pm s$	$R_{min\sim max}$	$\bar{x}\pm s$	$R_{min\sim max}$
Ⅰ	3.9±1.6	2.2~9.3	1.4±0.6	0.6~2.9	0.8±0.3	0.4~1.8
Ⅱ	6.3±2.5	2.5~16	2.9±1.1	1.0~5.8	1.2±0.5	0.5~2.7
Ⅲ	9.0±3.4	4.4~16	3.7±1.4	1.8~7	1.6±0.6	0.3~3.4
Ⅳ	10.9±4.1	5.5~22.6	4.2±1.5	2.0~7.7	1.9±0.7	0.8~3.6
Ⅴ	14.8±7.2	4.6~38	5.5±2.3	1.8~10	2.4±0.8	1.1~4.7

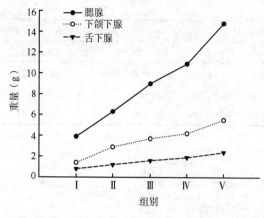

图1-10　小儿不同年龄组三大唾液腺重量分布曲线

（一）腮腺的发育变化

腮腺位于咬肌和下颌支的浅面、外耳道的前下方。腮腺上缘不高于颧弓下缘，前缘不超过咬肌中部，下缘不低于下颌骨下缘。腮腺后缘向后越过下颌支后缘，但不超过胸锁乳突肌前缘。在下颌支后缘与腮腺前缘之间的腺体向深部突入，形成腮腺的下颌后突。影像学和临床手术学以下颌支后缘和胸锁乳突肌前缘为界，将腮腺分为浅叶（部）和深叶（部），下颌后突则属深叶。腮腺管从腮腺前缘上部发出，平颧弓下方前行过咬肌表面至其前缘，呈直角转向内侧，穿过颊脂体和颊肌，开口于上颌第二磨牙冠相对应的颊黏膜。腮腺管末端将颊黏膜顶起，形成圆形的隆起，称腮腺管乳头，乳头中央可见腮腺管口，新生儿时其仅有针尖大小。小儿腮腺导管长2~4cm，管腔直径为2~3mm。

1. 小儿腮腺的形态分类　小儿腮腺与成人腮腺的形态差别较大。与成人的腮腺形态比较，小儿腮腺浅部较大，深部较小。以小儿腮腺浅面的形态进行腮腺分类，小儿的腮腺可归纳为三角形、四边形、椭圆形和不规则形四类。其中三角形在任何年龄段均占大多数，四边形次之，后两种类型较少（图1-11，表1-8）。

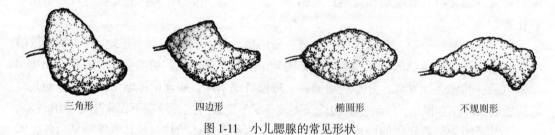

三角形　　　　四边形　　　　椭圆形　　　　不规则形

图1-11　小儿腮腺的常见形状

表1-8　小儿腮腺的形态分类（$\bar{x} \pm s$, %）

组别	三角形	四边形	椭圆形	不规则形
I	66.7±6.1	21.7±5.3	6.7±3.2	5.0±2.8
II	63.3±6.2	25.0±5.6	8.3±3.6	3.3±2.3
III	61.7±6.3	23.3±5.5	8.3±3.6	6.7±3.2
IV	63.3±6.2	23.3±5.5	10.0±3.9	3.3±2.3
V	65.0±6.2	21.7±5.3	6.6±3.2	6.6±3.2

2. 小儿腮腺的度量　根据重量分析显示，与下颌下腺、舌下腺相比，腮腺的发育和增长相对较快。测量离体腮腺的最大前后径作为长度，最大上下径作为宽度，最大内外径作为厚度。根据测量数据分析，可见腮腺体积和各径线与身高之间基本呈平行发育的

趋势（表 1-9，图 1-12）。

表 1-9   小儿腮腺的度量   单位：mm

组别	长		宽		厚	
	$\bar{x} \pm s$	$R_{min\sim max}$	$\bar{x} \pm s$	$R_{min\sim max}$	$\bar{x} \pm s$	$R_{min\sim max}$
Ⅰ	28.3±4.2	22～41	21.8±4.8	15～32	10.6±2.9	5.5～17
Ⅱ	36.0±5.3	22～50	27.0±3.2	21～32	13.2±3.4	7～22.7
Ⅲ	39.0±4.8	30～50	30.8±4.0	22～39	17.0±5.0	9～35.5
Ⅳ	40.6±5.7	32～55	31.6±3.9	24～41	19.4±5.3	6.2～28.4
Ⅴ	41.4±6.9	30～50	36.5±4.5	30～45	20.3±6.6	9～32

（二）下颌下腺的发育变化

下颌下腺位于下颌下三角内，约是一侧下颌骨下缘（颏隆凸到下颌角）中 1/3 段的深方，下颌骨体与舌骨舌肌之间。下颌下腺管从腺体的内侧发出，沿口腔底黏膜深面前行，末端与舌下腺大管合并开口于舌下阜。下颌下腺导管直径为 2～4mm。

1. 小儿下颌下腺的形态分类　小儿下颌下腺的外形主要为椭圆形，个别为圆形，与成人差别不大（图 1-13，表 1-10）。

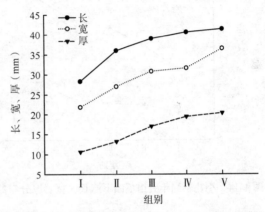

图 1-12   小儿不同年龄组腮腺长、宽、厚分布曲线

 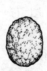

椭圆形　　　　圆形　　　　哑铃形　　　　三角形

图 1-13   小儿下颌下腺的形状

表 1-10   小儿下颌下腺的形态分类（$\bar{x} \pm s$，%）

组别	椭圆形	圆形	哑铃形
Ⅰ	100–	—	—
Ⅱ	95.0±2.8	5.0±2.8	—
Ⅲ	100–	—	—
Ⅳ	93.3±3.2	6.7±3.2	—
Ⅴ	100–	—	—

注：–表示 sp（标准误），百分率为 100%时标准误无法计算。

2. 小儿下颌下腺的度量　测量方法同腮腺。从图 1-14 的变化趋势曲线可见下颌下腺的长度增加明显。从表 1-7、表 1-11 发现，腺体大小、重量随年龄增长个体差异也越来越大。

表 1-11   小儿下颌下腺的度量   单位：mm

组别	长		宽		厚	
	$\bar{x} \pm s$	$R_{min \sim max}$	$\bar{x} \pm s$	$R_{min \sim max}$	$\bar{x} \pm s$	$R_{min \sim max}$
I	18.4±3.1	12~24	11.1±2.9	6~17.5	10.1±3.3	7.3~16
II	22.9±3.2	11~32	17.8±2.9	12~23	11.7±7.2	6.7~16.5
III	26.5±3.5	19~32	20.2±2.7	16~25.5	11.9±3.4	6.4~20
IV	27.8±3.7	21~35	20.3±3.5	13.6~27	12.8±2.9	9~19
V	32.0±3.8	23~40	21.1±5.1	11~31	15.8±6.6	7~31.5

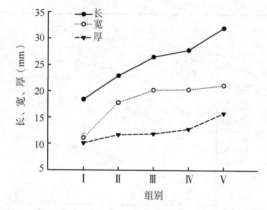

图 1-14   小儿不同年龄组下颌下腺长、宽、厚分布曲线

（三）舌下腺的发育变化

舌下腺位于口腔底黏膜的深方、舌下襞的两侧，下方毗邻下颌舌骨肌。舌下腺的分泌管分为舌下腺大管和舌下腺小管两类。舌下腺小管有多条，直接开口于舌下襞；舌下腺大管沿下颌下腺管外侧前行，单独或与后者汇合后开口于舌下阜。

在组织学方面，新生儿腮腺的主要特点是未分化，其结构与下颌下腺和舌下腺相似。至 2 岁时，唾液腺的组织结构已与成人区别不大。其年龄变化主要表现在腺体的导管长度增长、导管的分支增多和管径变粗等方面。

1. 小儿舌下腺的形态分类   小儿舌下腺均为底向上的三角形（图 1-15），而成人则以扁长杏仁形或扁平棱形居多。

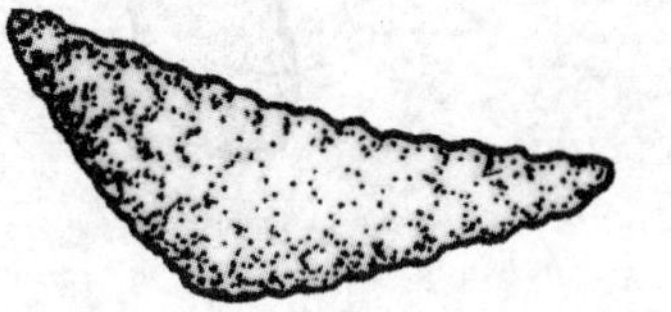

2. 舌下腺的度量   测量离体舌下腺的最大内外径（长轴）作为长度，最大上下径作为宽度，最大前后径作为厚度。从图 1-16 的变化趋势曲线可见舌下腺的长度增加明显。从表 1-7、表 1-12 内发现，腺体大小、重量随年龄增长个体差异也越来越大（表 1-7，表 1-12，图 1-16）。

图 1-15   小儿舌下腺常见形状

表 1-12   小儿舌下腺的度量   单位：mm

组别	长		宽		厚	
	$\bar{x} \pm s$	$R_{min \sim max}$	$\bar{x} \pm s$	$R_{min \sim max}$	$\bar{x} \pm s$	$R_{min \sim max}$
I	27.3±6.5	14~40	12.3±2.2	8~16	3.9±1.5	2~8
II	32.6±6.8	16~47	14.8±2.2	11~21	5.2±1.2	2.2~8.5
III	33.4±5.9	18~46.5	15.5±2.6	11~22	5.8±1.4	2.6~8.6
IV	34.5±4.3	22~45	17.9±3.2	12~22	6.4±1.5	3~9
V	40.5±7.6	23~49	16.3±2.7	10~25	6.6±1.5	4~9.5

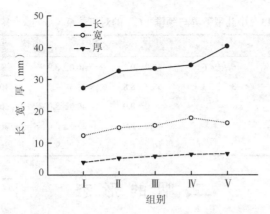

图 1-16　小儿不同年龄组舌下腺长、宽、厚分布曲线

第二节　咽

　　咽位于脊柱颈段的前方，为前后略扁的漏斗状肌性管道，是消化与呼吸的共用器官。咽上端紧贴颅底下面，略向上膨隆，称咽穹。下端在环状软骨下缘高度与食管相续。咽后壁与脊柱之间的狭窄筋膜间隙称咽后间隙，向下与胸腔后纵隔的食管后间隙连通。咽侧壁紧邻颈部的大血管、神经干，主要有颈动脉鞘。咽侧壁的上部有咽鼓管咽口，经咽鼓管通中耳鼓室。咽前壁并不完整，从上向下有鼻后孔、咽峡和喉口，分别连通鼻腔、口腔和喉腔，依各口与咽腔的对应关系，将咽分为鼻咽、口咽和喉咽三部。

　　咽壁具有典型的消化管分层结构，由内向外依次有黏膜层、纤维层、肌层和外膜层。①黏膜层：鼻咽部上皮为假复层柱状上皮，其余为复层扁平上皮。固有膜内纤维致密，弹性纤维丰富。鼻咽部的黏膜内含淋巴小结和混合腺，口咽部和喉咽部的黏膜内含黏液腺。②纤维层：代替了黏膜下层，与咽黏膜层紧贴，故咽黏膜移动度小。纤维膜由含大量弹性纤维的结缔组织构成，并牢固地附着于颅底下面，故又称咽颅底筋膜。③肌层：主要有 3 块咽缩肌和 4 对咽提肌，均为横纹肌。咽缩肌收缩可缩小咽腔，压迫食团降入食管；咽提肌收缩可缩短咽腔并提咽向上，协助吞咽。④外膜层：即咽肌外面的深筋膜，咽后壁处的称咽后筋膜，与椎前筋膜间有咽后间隙；咽侧壁处的称颊咽筋膜，其外侧有咽旁间隙。

一、咽下界的发育变化

　　在头正中矢状切面标本上，以环状软骨板下缘平面对应的颈椎作为咽的下界。成人咽下界约平第 6 颈椎下缘，新生儿咽下界多在第 4 颈椎高度，到高学龄组（Ⅴ组）咽下界多已经降到第 5 颈椎及椎间盘的高度。因为出生后头颈部消化和呼吸等器官发育速度比脊椎的发育速度快，而咽的上端已被固定在颅底下，故其下界与颈椎的对应关系随其年龄（身长）的不断增长而逐渐下降（表 1-13）。

表 1-13   小儿咽下界与颈椎（C）的对应关系（$\bar{x} \pm s$, %）

组别	C$_{3-4}$	C$_4$	C$_{4-5}$	C$_5$	C$_{5-6}$	C$_6$
I	—	6.7±4.6	50.0±9.2	40.0±8.9	3.3±3.3	—
II	—	3.3±3.3	63.3±8.8	23.3±7.7	10.0±5.5	—
III	—	—	40.0±8.9	40.0±8.9	20.0±7.3	—
IV	—	—	40.0±8.9	33.3±8.6	26.6±8.1	—
V	—	—	10.0±5.5	50.0±9.1	30.0±8.4	10.0±5.5

二、咽 的 形 态

（一）咽各部的长度

在头颈正中矢状切面标本上，以咽穹最高点、软腭后缘、会厌上缘及环状软骨板下缘为界，测量鼻咽、口咽和喉咽的长度（表 1-14）。

表 1-14   小儿咽各部长度的发育变化   单位：mm

组别	鼻咽		口咽		喉咽	
	$\bar{x} \pm s$	$R_{min \sim max}$	$\bar{x} \pm s$	$R_{min \sim max}$	$\bar{x} \pm s$	$R_{min \sim max}$
I	12.5±2.3	5～15	6.8±2.5	2～12	28.6±3.4	22～37
II	19.5±2.9	14～26.5	7.3±3.1	3.8～13.5	31.9±2.9	28～37.5
III	20.7±2.6	16～24	9.5±2.5	5～12.5	34.3±1.8	32～40
IV	23.2±3.0	18～29	12.1±3.0	4.5～17.5	37.4±3.5	26～42
V	29.3±3.9	21～38	16.5±3.8	10～26	42.8±4.3	35～50

从图 1-17 的变化趋势曲线可见咽各部的长度随年龄增长而增长，但各部的增长速度有显著差异，不同年龄组的增长速度也显示出差异。将高学龄组（V 组）与乳儿组（I 组）比较，鼻咽的长度增长了约 1.3 倍，口咽增长约 1.4 倍，喉咽仅增长约 0.5 倍。这可能由于出生后枕骨基底部倾斜度逐渐变大，上颌骨内上颌窦的迅速发育，牙的萌出和牙槽的发育，使鼻咽和口咽的增长速度明显快于喉咽（表 1-14，图 1-17）。

各组的生长比率在鼻咽为 I : II : III : IV : V ≈ 1 : 1.6 : 1.6 : 1.1 : 1.1 : 1.3；口咽为 I : II : III : IV : V ≈ 1 : 1.1 : 1.3 : 1.3 : 1.4；喉咽为 I : II : III : IV : V ≈ 1 : 1.1 : 1.1 : 1.1 : 1.1。

将鼻咽、口咽和喉咽的长度相加估算为咽的全长：乳儿组（I 组）约为 4.8cm，幼儿组（II 组）约为 5.9cm，学龄前组（III 组）约为 6.5cm，低学龄组（IV 组）约为 7.3cm，高学龄组（V 组）约为 8.9cm。咽总长度的生长速度在幼儿期之前略快（1 : 1.3 : 1.1 : 1.1 : 1.2），但各组均未显示出性别差异（$P > 0.05$）（图 1-18）。

（二）咽腔的前后径

在头颈正中矢状切面标本上，以鼻中隔后缘的最低点、舌根的最后缘及杓状软骨的上缘作为定位点，分别测量各点水平高度处与咽腔后壁的距离，以此距离作为咽腔的前后径。

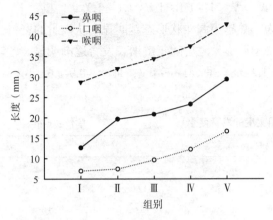

图 1-17 小儿不同年龄组咽各部长度分布曲线　　　图 1-18 小儿不同年龄组咽全长分布曲线

　　小儿鼻咽部的上壁和后壁上半为颅底骨，后壁的下半为寰椎体和枢椎体，前壁为骨性鼻中隔（梨骨）后缘和蝶骨翼突，共同构成了骨性的框架，故鼻咽腔前后径最大。从表 1-15 的测量数据中也可发现，各年龄组鼻咽部的前后径均远大于口咽部，除新生儿组之外，鼻咽部的前后径是口咽部的 1.5 倍左右。小儿咽上壁近水平，前后距离大，随年龄增长，咽上壁的倾斜度逐渐增大，而咽前后距离随之减小，故成人的咽前后壁几乎相贴（表 1-15，图 1-19）。

表 1-15 小儿咽前后径的发育变化　　　　　　　　　单位：mm

组别	鼻咽		口咽		喉咽	
	$\bar{x} \pm s$	$R_{min\sim max}$	$\bar{x} \pm s$	$R_{min\sim max}$	$\bar{x} \pm s$	$R_{min\sim max}$
I	14.3±1.9	11～19	9.6±2.7	5～14	4.8±1.5	1～7.5
II	16.7±4.0	6.5～22	11.1±2.0	9～18	5.0±1.4	2～8
III	18.2±2.1	8～23.5	11.4±2.3	9～18	5.2±1.6	3.5～9
IV	19.1±2.0	14～22	12.2±2.1	9～16	5.6±1.6	3.5～9
V	20.6±2.5	17～26	12.7±3.0	7.5～19	5.8±1.5	2.5～9.7

（三）咽腔的宽度

　　在头颈标本上游离咽后壁，经正中线纵行剖开咽后壁。以鼻中隔后缘的最低点、舌根的最后缘及杓状软骨的上缘作为定位点，分别测量该高度处咽腔两侧壁间的直线距离，以此距离作为咽宽度（左右径）。

　　从图 1-20 的变化趋势曲线可见咽各部的宽度随年龄增长而增长，但鼻咽在幼儿期增长迅速，其他年龄段的增长比率在各段之间无明显差异（表 1-16，图 1-20）。各组的增长比率鼻咽为 I : II : III : IV : V ≈ 1 : 1.5 : 1.3 : 1.1 : 1.0；口咽为 I : II : III : IV : V ≈

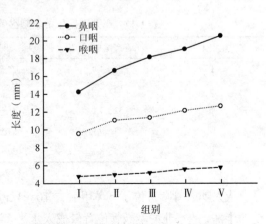

图 1-19 小儿不同年龄组咽前后径分布曲线

1∶1.2∶1.2∶1.1∶1.0；喉咽为Ⅰ∶Ⅱ∶Ⅲ∶Ⅳ∶Ⅴ≈1∶1.1∶1.1∶1.1∶1.3。

咽的形态为漏斗状，以往的描述一直认为年龄越小漏斗状形态越明显，从该组的资料分析可见，漏斗状形态在新生儿组和乳儿组并不明显，之后随年龄增长发育逐渐明显。各组鼻咽-口咽-喉咽宽度对应关系约为：Ⅰ，1-1.2-0.8；Ⅱ，1-0.9-0.7；Ⅲ，1-0.9-0.6；Ⅳ，1-0.9-0.6；Ⅴ，1-0.8-0.7。

表 1-16　小儿咽宽度的发育变化　　　　单位：mm

组别	鼻咽		口咽		喉咽	
	$\overline{x} \pm s$	$R_{min \sim max}$	$\overline{x} \pm s$	$R_{min \sim max}$	$\overline{x} \pm s$	$R_{min \sim max}$
Ⅰ	14.5±2.6	11.5~20	17.5±2.2	13.5~24	12.0±2.2	8~18
Ⅱ	21.6±5.8	12~32	20.1±5.16	13~28	13.6±1.36	11.5~16
Ⅲ	27.1±4.4	18~40	23.3±2.7	18~30	15.6±2.0	12~20
Ⅳ	29.8±3.2	25~34	25.5±3.5	16.8~33	17.3±2.7	12~22
Ⅴ	30.6±3.6	26~39	25.5±5.4	17.5~40	21.9±3.9	14~30

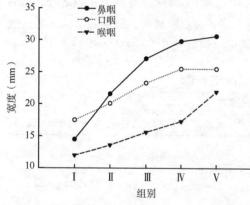

图 1-20　小儿不同年龄组咽宽度分布曲线

三、咽壁的结构

（一）咽鼓管咽口

小儿咽鼓管宽短直，呈水平位，故鼻咽炎易侵及中耳，引起中耳炎。鼻咽侧壁可见咽鼓管咽口，咽口的前后径约为 5.0cm，上下径约为 9.0cm。小儿咽鼓管咽口的形状多样，新生儿至学龄前组小儿多数为裂隙形，少数为卵圆形；学龄组多数为卵圆形，少数为裂隙形、类圆形及三角形，无侧别差异（表 1-17）。咽口的形态和位置随年龄增长而发育变化。在咽口的下方或后方有时可见副咽口。

表 1-17　小儿不同年龄组咽鼓管咽口的形状分布（$\overline{x} \pm s$，%）

组别	裂隙形	卵圆形	类圆形	三角形
Ⅰ	75±7.9	25±7.9	—	—
Ⅱ	62±8.9	38±8.9	—	—
Ⅲ	52±9.1	45±9.1	3±3.3	—
Ⅳ	43±9.1	54±9.1	3±3.3	—
Ⅴ	35±8.7	50±9.1	8±5.0	7±4.6

成人咽鼓管咽口位于下鼻甲后方 10~12mm，小儿的开口位置略高，约相当于鼻咽部侧壁的中部，故小儿的咽鼓管位置较成人水平。测量咽鼓管咽口中心点到颅底骨的垂直距离和到下鼻甲后缘的水平距离，定位咽鼓管的位置并统计其发育变化规律（表 1-18，图 1-21）。

结合表 1-15 内鼻咽前后径的发育变化和表 1-14 内鼻咽长度的发育变化的测量数值，

判断各年龄组咽鼓管咽口在鼻咽腔相对位置的变化，了解此测量数据，对于小儿不同年龄段咽鼓管咽口的临床定位及检查具有重要参考价值。

表 1-18　小儿咽鼓管咽口的临床定位　　　　　　　　　　　单位：mm

组别	A—I		A—B	
	$\bar{x} \pm s$	$R_{min\sim max}$	$\bar{x} \pm s$	$R_{min\sim max}$
Ⅰ	6.2±0.9	5～8	5.3±1.3	3.0～8.5
Ⅱ	7.9±1.7	5.1～10.5	7.2±1.9	3.9～11.5
Ⅲ	8.4±1.4	5.5～10.5	8.1±1.3	5.0～10.5
Ⅳ	9.5±1.2	7.0～11.5	9.4±1.8	6.0～14
Ⅴ	9.9±1.7	6.4～14	10.3±1.8	7.0～13.5

注：A—I，咽鼓管咽口与下鼻甲后端的直线距离；A—B，咽鼓管咽口与颅底咽上壁的垂直距离。

（二）咽穹

鼻咽部的顶壁，以纤维膜紧贴于蝶骨体与枕骨基底部下面，顶壁与后壁之间，在新生儿和乳儿时期，并未弯成半球形，所以咽穹尚不明显。在正中纵行切开咽后壁的标本上，于咽穹处测量其最大宽径，咽穹处的宽度随其年龄的增长而增大（表 1-19，图 1-22）。

（三）咽隐窝

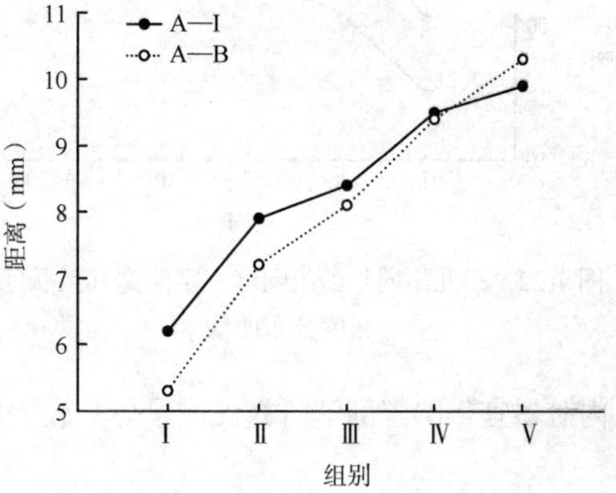

图 1-21　小儿不同年龄组咽鼓管位置分布曲线

咽鼓管咽口的前、上、后方呈弓形隆起，称咽鼓管圆枕，其于新生儿期明显可见。咽鼓管圆枕的前端、后端分别向下延伸成两条垂直的黏膜皱襞。前襞较短，称咽鼓管腭襞；后襞较长，称咽鼓管咽襞。咽鼓管圆枕和咽鼓管咽襞与咽后壁之间的咽腔形成纵行裂隙，称咽隐窝，其与颅底的破裂孔相邻，其深度变化可为 8.0～23cm，无侧别差异。在正中纵行切开咽后壁的标本上，于咽隐窝处测量其最大宽径，咽隐窝的宽度随其年龄的增长而增大（表 1-19，图 1-22）。

（四）梨状隐窝

喉的两侧各有一凹陷的梨状隐窝，此窝与咽穹和咽隐窝相比较浅（表1-19），窝内可有异物积存。在正中纵行切开咽后壁的标本上，于梨状隐窝处测量其最大宽径，梨状隐窝的宽度随其年龄的增长而增大（表 1-19，图 1-22）。

表 1-19　小儿咽穹、咽隐窝和梨状隐窝的宽度　　　　　　单位：mm

组别	咽穹		咽隐窝		梨状隐窝	
	$\bar{x} \pm s$	$R_{min\sim max}$	$\bar{x} \pm s$	$R_{min\sim max}$	$\bar{x} \pm s$	$R_{min\sim max}$
Ⅰ	20.6±2.8	16～27	19.3±2.4	16～24	15.0±2.1	10～20
Ⅱ	28.6±3.1	25～33	24.2±6.2	13～33	21.1±3.8	14～29

续表

组别	咽穹		咽隐窝		梨状隐窝	
	$\bar{x} \pm s$	$R_{min\text{-}max}$	$\bar{x} \pm s$	$R_{min\text{-}max}$	$\bar{x} \pm s$	$R_{min\text{-}max}$
Ⅲ	31.6±4.3	21～41	30.0±4.1	18～41	23.8±4.5	16～32
Ⅳ	35.0±3.7	21～41	32.4±3.9	22～42	24.5±5.1	16～34
Ⅴ	38.7±4.5	29～46	33.2±4.9	24～42	26.8±3.9	20～35

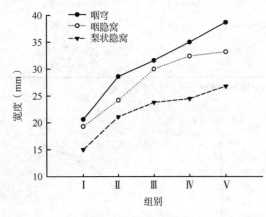

图 1-22　小儿不同年龄组咽穹、咽隐窝和梨状隐窝
宽度分布曲线

四、咽部的扁桃体

小儿咽部的淋巴组织比较发达，分布于咽腔各壁，主要包括咽扁桃体、咽鼓管扁桃体、腭扁桃体及前下方的舌扁桃体等，组成咽淋巴环（Waldeyer 淋巴环），其对消化管和呼吸道上端起着重要的防御作用。

咽鼓管扁桃体位于咽鼓管咽口周围与软腭之间的黏膜下，为咽淋巴结的延续部，但不如咽扁桃体发达。咽鼓管扁桃体内含许多颗粒状的淋巴组织。舌扁桃体位于舌根的背面，由多数丘状隆起的舌滤泡组成。小儿内脏器官年龄解剖学研究仅测量体积较大的咽扁桃体和腭扁桃体。

（一）咽扁桃体

小儿咽扁桃体是位于咽穹后部和咽后壁上部的集合淋巴组织，其浅层呈皱襞样。其襞间沟呈放射状行向咽囊底部。关于咽扁桃体发育的年龄变化存在争议，一般认为 1 岁时淋巴组织明显增强，6～7 岁时达最高峰，以后咽扁桃体开始萎缩，约在性成熟期前完全退化，故扁桃体炎常见于年长儿，乳儿少见。当咽扁桃体异常增大时（称增殖腺），由于儿童（尤其是新生儿）鼻咽部相对狭小，过大的增殖腺可能堵塞鼻后孔，妨碍呼吸，致使熟睡时口不能闭合。

在小儿头颈部正中矢状切面标本上，测量咽穹部淋巴组织厚度，下面介绍的是测量咽扁桃体于中线处的最大厚度，发现幼儿组、学龄前组和低学龄组最发达。但高学龄组已显示出开始衰退的迹象（表 1-20，图 1-23）。

表 1-20　小儿咽扁桃体的厚度　　　　　　　单位：mm

组别	$\bar{x} \pm s$	$R_{min\text{-}max}$
Ⅰ	4.9±1.9	3～8
Ⅱ	8.5±1.6	6～11
Ⅲ	8.6±1.8	6～13
Ⅳ	9.1±1.7	5～12
Ⅴ	8.6±2.0	6～12

（二）腭扁桃体

腭扁桃体的大小因年龄不同而有所不同，其个体差异和组织改变可导致其肥大或炎症。新生儿腭扁桃体很小，一般均皱缩于扁桃体窝内（94.5%），一侧平均重量为 0.22g，其长×宽×厚为 7.64mm×5.23mm×2.24mm，出生后其随年龄增长而逐渐增大（表 1-21，图 1-24，图 1-25）。腭扁桃体度量从学龄前组开始增长较快，与 Genter 资料（表 1-22）不太一致。

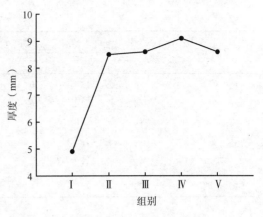

图 1-23　小儿不同年龄组咽扁桃体厚度分布曲线

表 1-21　小儿不同年龄组腭扁桃体的度量

组别	长（mm）		宽（mm）		厚（mm）		重量（g）	
	$\bar{x}\pm s$	$R_{min\sim max}$	$\bar{x}\pm s$	$R_{min\sim max}$	$\bar{x}\pm s$	$R_{min\sim max}$	$\bar{x}\pm s$	$R_{min\sim max}$
I	9.2±2.1	7.0～14.0	6.2±1.3	5.0～9.0	3.2±0.7	3.0～5.0	0.19±0.07	0.1～0.35
II	11.1±2.3	7.5～14.0	7.2±2.1	3.4～11.5	6.4±2.5	3.1～10.9	0.34±0.17	0.2～1.0
III	14.0±2.2	10.0～19.5	6.6±1.7	4.0～10.0	9.5±2.1	3.7～11.5	0.6±0.3	0.2～1.5
IV	16.0±2.3	12.0～21.0	7.1±2.2	4.0～13.0	10.4±2.0	5.5～14.0	0.78±0.3	0.2～1.6
V	18.3±4.6	12.0～27.0	10.2±3.2	5.0～15.0	8.0±2.8	5.0～15.0	0.9±0.5	0.3～2.4

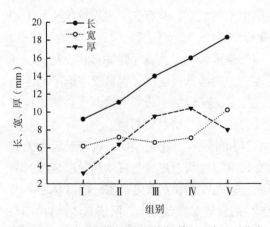

图 1-24　小儿不同年龄组腭扁桃体长、宽、厚分布曲线

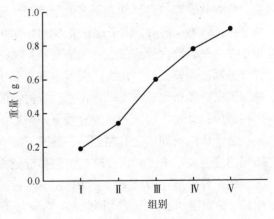

图 1-25　小儿不同年龄组腭扁桃体重量分布曲线

表 1-22　小儿腭扁桃体的度量（源自 Genter 资料）

组别	长（mm）		宽（mm）		厚（mm）		重量（g）	
	右	左	右	左	右	左	右	左
新生儿	8	8	5	6	3	3	0.08	0.07
3～6个月	9	10	6	6	4	4	0.10	0.10
7个月～1岁	11	11	7	8	5	5	0.27	0.30

续表

组别	长（mm）		宽（mm）		厚（mm）		重量（g）	
	右	左	右	左	右	左	右	左
1～2 岁	14	13	10	10	8	7	0.41	0.40
2～3 岁	14	14	10	11	8	8	0.46	0.50
3～4 岁	16	16	12	12	9	8	0.60	0.60
4～5 岁	17	18	13	15	10	10	0.84	0.82
5～10 岁	24	24	17	17	11	12	1.48	1.40
10～20 岁	22	25	16	18	12	12	1.00	1.30

第三节　食　管

食管为细长的肌性管道，是消化管内管腔最狭窄的器官。食管的上端在环状软骨下缘高度与咽相接，下端在腹腔连于胃的贲门，根据其行程可分为颈段、胸段和腹段。食管颈段和上胸段后面紧邻脊柱前方，与脊柱之间有食管后间隙，向上通咽后间隙。食管下胸段与脊柱之间有胸主动脉介入，故位置前移并逐渐偏至脊柱左侧。食管颈段和上胸段的前面与气管和左支气管紧密毗邻，下胸段隔心包与左心房毗邻。食管腹段的后面与膈的腰部相贴，前面与肝左叶毗邻。食管的中段以下有迷走神经的食管丛和前后干缠绕。

食管的管腔在自然状态下多处于前壁、后壁相贴的状态，并有 3 个生理性狭窄。①颈狭窄：又称第一狭窄，位于食管上端，即咽和食管交界处；②支气管狭窄：又称第二狭窄，位于左支气管跨食管前壁处；③膈狭窄：又称第三狭窄，位于食管穿膈的食管裂孔处。在食管钡剂造影检查时，食管前壁可出现 3 个压迹。①主动脉弓压迹：为食管左前壁与主动脉弓紧密毗邻所致；②支气管压迹：为食管前壁与左支气管紧密毗邻所致，也是第二狭窄所在部位；③左心房压迹：为食管下段前壁的浅凹，与左心房后壁对应。

食管从内向外依次有黏膜层、黏膜下层、肌层和外膜层。①黏膜层：食管黏膜为无角质层的复层扁平上皮，在食管与贲门移行处骤变为单层柱状上皮，与胃的黏膜层延续，两黏膜的交界处呈锯齿状交错。②黏膜下层：疏松且移动度大，富含食管腺、静脉丛和淋巴组织。黏膜层和黏膜下层共同隆起，形成数条纵行的食管黏膜皱襞。③肌层：食管的上 1/3 为骨骼肌，下 1/3 为平滑肌，中 1/3 为两者的混合。食管肌层分为内环肌、外纵肌两层。穿膈处的环形肌增厚为食管括约肌。④外膜层：食管颈段和胸段的外膜是纤维膜，食管腹段的外膜是浆膜，为腹膜包被食管腹段外形成。

正常年长儿食管的形状、蠕动、黏膜皱襞皆与成人相似，其呈管状，生理狭窄区也比较明显，分别位于食管入口、与左主支气管交叉部及穿越膈肌平面处；而新生儿、乳儿的食管通常表现为外形光滑、下段稍宽的较直或略呈梭形的管道，其主动脉弓压迹与左支气管交叉部的压迹虽多能看到，但不如年长儿或成人明显。食管的黏膜皱襞和食管的蠕动同样也不如年长儿或成年人明显。

一、食管各部与椎骨的对应关系

食管各部的骨性定位、生理性狭窄和压迹与椎骨的对应关系具有重要临床意义。

成人食管上端即咽与食管的延续处，骨性定位为第6颈椎；食管下端即食管与贲门的连接处，骨性定位为第11胸椎的左侧。食管颈狭窄平第5～6颈椎，支气管狭窄平第4～5胸椎，膈狭窄平第10胸椎。主动脉弓压迹位于支气管狭窄的左上方，平第3～4胸椎；支气管压迹与支气管狭窄位置一致，平第4～5胸椎；左心房压迹位于支气管狭窄与膈狭窄之间，位于第5～10胸椎。

小儿食管各处的位置均较成人高，这与小儿颈部短、膈穹高、胸腔小、心脏和心底血管的位置高相对应。与食管狭窄的位置相对应的咽下界测量数据见表1-13，其中新生儿超过90%位于第4颈椎及椎间盘的高度，随年龄的增长而逐渐下降，到高学龄组有80%已经位于第5颈椎及椎间盘的高度。

本研究数据分析也显示多数新生儿食管的起始部、跨主动脉弓及跨左主支气管处位置较高，依次在第4颈椎、第2～3胸椎和第3～4胸椎的高度；至学龄组时，约下移1个椎体高度，分别达第5～6颈椎、第3～4胸椎和第4～5胸椎的高度。而膈狭窄和食管下端与椎骨的对应关系几乎无大的变化。推测小儿随着年龄的增长，喉、气管和心脏等胸上部以上的器官向下移位较明显，胸下部、膈和腹部的器官增长速度与脊柱等同，故相对位置变动不大（表1-23）。

表1-23 小儿食管各部与椎骨的对应关系

组别	颈狭窄或食管上端		主动脉弓压迹		支气管狭窄和支气管压迹		膈狭窄或食管裂孔		食管下端或贲门	
	平对椎骨序数	占比（%）	平对椎骨序数	占比（%）	平对椎骨序数	占比（%）	平对椎骨序数	占比（%）	平对椎骨序数	占比（%）
I	$C_{4\sim5}$	70	$T_{2\sim3}$	80	T_4	87	$T_{9\sim10}$	73	$T_{9/10}\sim T_{10/11}$	77
II	$C_{4\sim5}$	71	$T_{3\sim4}$	68	$T_{4\sim5}$	79	$T_{9\sim10}$	82	$T_{10\sim11}$	68
III	$C_{4\sim5}$	87	$T_{3\sim4}$	77	$T_{4\sim5}$	71	$T_{9\sim10}$	73	$T_{10\sim11}$	73
IV	C_5	76	$T_{3\sim4}$	69	$T_{4\sim5}$	76	$T_{9\sim10}$	79	$T_{10\sim11}$	76
V	$C_{5\sim6}$	71	$T_{3\sim4}$	79	$T_{4\sim5}$	83	$T_{9\sim10}$	89	$T_{10\sim11}$	86

注：C. 颈椎；T. 胸椎。

二、食管各狭窄的高度

（一）上颌中切牙至食管各狭窄的距离

成人上颌中切牙距颈狭窄的距离约15cm，距支气管狭窄约25cm，距膈狭窄约40cm。上颌中切牙尚未萌出时，以上颌正中牙龈线为定位点进行测量。小儿不同年龄组自中（上）切牙分别至食管各狭窄部位的距离，均随年龄增长而逐渐增大（表1-24，图1-26）。

表 1-24　小儿上颌正中牙龈线/中切牙至食管各狭窄部位的距离　　　　单位：mm

组别	颈狭窄/食管上端		主动脉弓压迹		支气管狭窄		膈狭窄		食管下端	
	$\bar{x} \pm s$	$R_{min\sim max}$	$\bar{x} \pm s$	$R_{min\sim max}$	$\bar{x} \pm s$	$R_{min\sim max}$	$\bar{x} \pm s$	$R_{min\sim max}$	$\bar{x} \pm s$	$R_{min\sim max}$
I	85.8± 6.6	68.9～ 102.7	126.1± 10.7	98.5～ 153.7	135.7± 11.1	107.1～ 164.3	185.9± 14.6	148.2～ 223.6	192.4± 15.2	153.2～ 231.6
II	96.6± 5.7	81.9～ 111.3	140.5± 10.6	113.2～ 167.8	161.8± 11.9	131.1～ 192.5	220.5± 14.9	182.1～ 258.9	228.3± 16.3	186.2～ 270.4
III	108.4± 7.1	90.1～ 126.7	169.9± 9.4	145.6～ 194.2	183.0± 12.4	151.0～ 215.0	247.7± 14.5	210.3～ 285.1	259.3± 16.8	216.0～ 302.6
IV	122.3± 6.8	104.8～ 139.8	180.5± 11.7	150.3～ 210.7	200.7± 14.9	162.3～ 239.1	284.8± 14.3	247.9～ 321.7	298.3± 16.2	256.5～ 340.1
V	133.1± 7.0	115.0～ 151.2	197.3± 12.6	164.8～ 229.8	218.9± 14.5	181.5～ 256.3	323.4± 14.2	286.8～ 360.0	340.5± 15.9	299.5～ 381.5

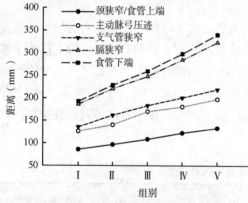

图 1-26　小儿不同年龄组上颌中切牙至食管各处
距离分布曲线

（二）鼻（前）孔至食管各狭窄的距离

小儿鼻（前）孔至食管各狭窄部距离也呈逐渐增大趋势（表 1-25，图 1-27），与自中（上）切牙分别至食管各狭窄部距离（表 1-24）相对照，5 个年龄组的测量数据依次约比前者长出10～20mm。小儿不同年龄段食管狭窄部分别至中（上）切牙和鼻（前）孔的距离，对临床儿科插管操作具有重要参考价值。

表 1-25　小儿鼻（前）孔至食管各狭窄处的距离　　　　单位：mm

组别	颈狭窄/食管上端		主动脉弓压迹		支气管狭窄		膈狭窄		食管下端	
	$\bar{x} \pm s$	$R_{min\sim max}$	$\bar{x} \pm s$	$R_{min\sim max}$	$\bar{x} \pm s$	$R_{min\sim max}$	$\bar{x} \pm s$	$R_{min\sim max}$	$\bar{x} \pm s$	$R_{min\sim max}$
I	97.4± 5.8	82.4～ 112.4	138.1± 10.4	111.3～ 164.9	153.0± 12.5	120.8～ 185.3	197.5± 15.2	158.3～ 236.7	204.0± 17.1	159.9～ 248.1
II	110.6± 6.1	94.9～ 126.3	162.9± 10.6	135.6～ 190.2	179.6± 12.6	147.1～ 212.1	234.5± 15.8	193.7～ 275.3	242.3± 18.9	193.5～ 291.1
III	124.2± 7.2	105.6～ 142.8	176.5± 10.2	150.2～ 202.8	196.5± 11.7	166.3～ 226.7	263.8± 16.4	221.5～ 306.1	275.5± 18.7	227.3～ 323.7
IV	137.3± 7.3	118.5～ 156.1	192.5± 12.6	160.0～ 225.0	212.4± 13.5	177.6～ 247.2	300.8± 17.3	256.2～ 345.4	314.2± 18.0	267.8～ 360.6
V	153.1± 8.1	132.2～ 174.0	216.5± 13.4	181.9～ 251.1	237.2± 16.5	194.6～ 279.8	344.2± 17.2	299.8～ 388.6	359.5± 18.3	312.3～ 406.7

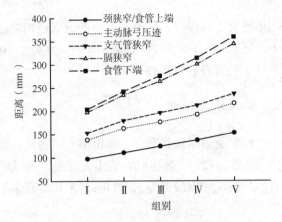

图 1-27 小儿鼻（前）孔至食管各狭窄处的距离发育变化趋势

三、食管的发育

（一）食管各部长度的发育变化

成人食管的长度约为25cm，新生儿食管的长度报道不一，范围为8~11cm。本研究中小儿食管各部长度的发育变化见表1-26、图1-28。

表 1-26 小儿食管长度　　　　　　　　　　　　　　　　　　　　　　　单位：mm

组别	全长		颈段		胸段		腹段	
	$\bar{x} \pm s$	$R_{min\sim max}$	$\bar{x} \pm s$	$R_{min\sim max}$	$\bar{x} \pm s$	$R_{min\sim max}$	$\bar{x} \pm s$	$R_{min\sim max}$
I	106.2±10.4	79.4~133.0	26.3±2.4	20.1~32.5	73.5±9.7	48.5~98.5	6.4±1.2	3.3~9.5
II	131.6±8.0	111.0~152.2	27.3±2.3	21.4~33.2	96.6±6.5	79.8~113.4	7.7±1.2	4.6~10.8
III	151.0±8.7	128.5~173.3	28.4±2.4	22.2~34.6	110.9±7.1	92.6~129.2	11.7±1.4	8.1~15.3
IV	176.0±8.5	154.1~197.9	30.4±2.3	24.5~36.3	132.1±5.5	117.9~146.3	13.5±1.6	9.4~17.6
V	206.3±13.6	171.3~241.5	34.8±5.4	20.9~48.7	156.2±11.4	126.8~185.6	15.3±1.5	11.4~19.2

从小儿不同年龄组食管长度分布曲线（图1-28）来看，食管的长度从出生后呈逐渐增长趋势，幼儿组以前食管长度与身高呈同步增长，从学龄前组开始增长速度相对变慢，但其增速远低于Kolster资料（新生儿食管长度与身长关系指数为21~25，1岁为23，2岁为22）和Klaǔs关系指数资料（9天至3周为25，5周至11个月为26，1~11个月为24，1岁至1岁10个月为22，3岁半为23）。从小儿不同年龄组食管颈、胸、腹三段的长度分别与食管总长度的比值来看，小儿食管

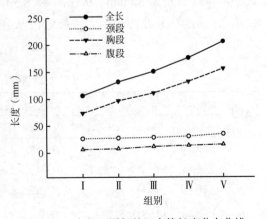

图 1-28 小儿不同年龄组食管长度分布曲线

腹段所占长度的比例逐渐增大，颈段则因其始端的逐渐下降而相对缩短。食管长度与躯干长度的比例，乳儿为 1：0.53，2～4 岁为 1：0.48，14～20 岁为 1：0.26（Schkarin），这也提示小儿食管全长比脊柱全长发育相对较慢。

（二）食管各部宽度的发育变化

新生儿食管较细，全长呈前后压扁状态，各部粗细分辨明显，进食后小儿食管颈段及下胸段较膨大。从前面观（图 1-29），新生儿食管多见弯曲，呈弓形凸向右侧占 10.0%，颈段偏左、中胸段偏右、下胸段和腹段偏左占 60.0%，全长具有多个弯曲者占 6.67%，接近垂直走行者占 23.33%。

出生后随着年龄的增长和食管肌的发育，小儿食管弯曲明显，即食管起始都居中，颈段偏左，上胸段居中，中胸段偏右，下胸段和腹段偏左，与成人食管的走行逐渐接近。

新生儿和乳儿的食管呈漏斗状，黏膜纤弱，线条缺乏弹力组织，肌层尚不发达，食管下段贲门括约肌发育不成熟，控制能力差，常发生胃食管反流，绝大多数在 8～10 个月时症状消失。

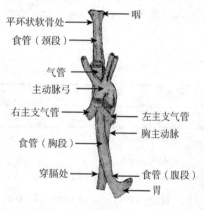

图 1-29　新生儿食管（前面观）

本研究资料显示，小儿食管为前后压扁状态，于颈段及下胸段较膨大，新生儿两处宽（内）径分别平均为 5.68mm 和 6.29mm，王练英报道为 6.27mm 和 7.86mm，成人为 18.27mm 和 21.17mm。其两端及胸上段、胸中段移行处较细，自上而下于食管起始处（毗邻环状软管下缘处）、跨主动脉弓处、跨左主支气管处、穿膈肌食管裂处及贲门连接处较为狭窄。小儿食管各狭窄处的宽径均随年龄增长而增长（表 1-27，图 1-30）。新生儿食管跨左支气管及主动脉弓处最为狭窄，其平均宽径分别只有 3.75mm 和 3.81mm，至低学龄组、高学龄组以食管起始部及穿膈肌食管裂孔处最为狭窄，其平均宽径分别为 8.6mm、9.1mm 和 8.5mm、9.3mm。成人此两处宽径均为 15mm（张朝佑），其他狭窄处的宽径大致接近。从乳儿组以后，小儿食管各狭窄处宽径增长差距不大。

表 1-27　小儿食管各处的宽径　　　　单位：mm

组别	颈狭窄/食管上端		主动脉弓压迹		支气管狭窄		膈狭窄		食管下端	
	$\bar{x} \pm s$	$R_{min~max}$	$\bar{x} \pm s$	$R_{min~max}$	$\bar{x} \pm s$	$R_{min~max}$	$\bar{x} \pm s$	$R_{min~max}$	$\bar{x} \pm s$	$R_{min~max}$
I	5.0±1.0	2.4～7.6	5.7±1.6	1.6～9.8	5.4±2.0	0.2～10.6	5.9±2.2	0.2～11.6	5.9±1.7	1.5～10.3
II	7.1±1.8	2.5～11.7	7.8±2.2	2.1～13.5	7.4±2.0	2.2～12.6	6.9±2.0	1.7～12.1	8.0±1.9	3.1～12.9
III	7.9±2.0	2.7～13.1	9.2±2.0	4.0～14.4	8.5±1.6	4.4～12.6	8.2±2.0	3.0～13.4	9.4±2.1	4.0～14.8
IV	8.6±2.1	3.2～14.0	10.4±2.2	4.7～16.1	9.4±2.1	4.0～14.8	8.5±2.1	3.1～13.9	9.9±2.5	3.5～16.4
V	9.1±1.8	4.5～13.7	11.8±3.2	3.5～20.1	11.1±3.3	2.6～19.6	9.3±2.2	3.6～15.0	11.0±2.8	3.8～18.2

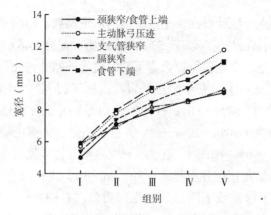

图 1-30　小儿不同年龄组食管各处的宽径分布曲线

第四节　胃

胃是连接食管与十二指肠之间的肌性囊状器官，是消化管最膨大的部分，具有容纳和消化食物的功能。胃的位置和形态受年龄、性别、体型、体位和生理状态等因素影响，但仍可归纳其共性。正常成人胃在中等充盈时大部分位于左季肋区和腹上区，小部分位于脐区。胃的形态可归纳为两壁（胃前壁、胃后壁）、两弯（胃大弯、胃小弯）和两口（贲门、幽门），并可分成四部（贲门部、胃底、胃体和幽门部）。其中胃小弯侧的角切迹常用作定位。胃的形态、位置虽多变，但贲门和幽门的位置比较恒定。贲门位于第 11 胸椎的左侧，幽门位于第 1 腰椎的右侧。

胃壁从内向外分为黏膜层、黏膜下层、肌层和浆膜层。①黏膜层：为单层柱状上皮。胃空虚时，黏膜形成许多不规则的皱襞，但在胃小弯处则为较恒定的纵行结构，有 4～6 条，称为胃道。在胃内充满食物时，食入的流食沿胃道向下流至十二指肠。在幽门的内面黏膜形成环状的皱襞，称幽门瓣，其功能为延缓胃内容物排出和阻止十二指肠内容物反流。②黏膜下层：有丰富的血管、淋巴管和神经。③肌层：较发达，由内斜、中环、外纵三层平滑肌构成。中层环肌在幽门处增厚形成幽门括约肌。④浆膜层：为腹膜的脏层，在胃小弯处延续为小网膜，在胃大弯处延续为大网膜。

正常儿童胃的形状、大小、位置在不同年龄组差别较大。新生儿的胃已能区分出两壁、两弯、两口和四部的基本形态，以后随胃容量的逐渐增大而越趋明显。大部分新生儿、乳儿由于胃与肠内大量充气往往显示胃的位置较高，呈横行，随年龄增长及直立和行走的过程，学龄前后儿童与年长儿童胃的形态多逐渐与成人相似，大多呈钩形。小儿胃黏膜血管丰富，但腺细胞较少，胃腺分泌的盐酸和各种酶的量均较成人少，且酶的活力低，消化功能差。胃平滑肌发育尚未完善，充盈时胃易扩张；由于贲门肌张力低，幽门括约肌发育较好，且自主神经调节差，故易引起幽门痉挛而出现呕吐。

一、胃的位置和体表投影

以九分法描述腹腔内重要器官的体表投影：以两侧肋弓下缘连线与左腹股沟韧带中点

延长线交点为中心定位点，统计胃在 4 个区域内的出现例数。但由于新生儿肝相对较大，其占据了腹腔的上半部，故胃前壁全部（53.33%）或绝大部分（46.67%）被肝左叶所掩盖，开腹后大多数未见胃前壁，少数仅见胃大弯下部的边缘外露并与腹前壁相邻。

本研究数据分析可见：①所有年龄段的胃都占据了腹上区（100%）；占据左季肋区的比例随年龄增长而增加（87%—90%—100%），但差别并无显著性；②占据左腰区的比例随年龄增长而显著减少（60%—20%—3%），占据脐区的比例也随年龄增长而减少，但远不如前者明显（53%—40%—20%）。通过本研究数据分析可见胃在两侧肋弓下缘连线上两区的出现率随年龄增加左移但并不显著（30：26—30：27—30：30=1：0.87—1：0.9—1：1），而在两侧肋弓下缘连线下两区的出现率明显向右侧移位（16：18—12：6—6：1=1：1.13—1：0.5—1：0.17）。由此推测：两侧肋弓下缘连线下的胃随年龄增长而向右侧移位（图 1-31）。

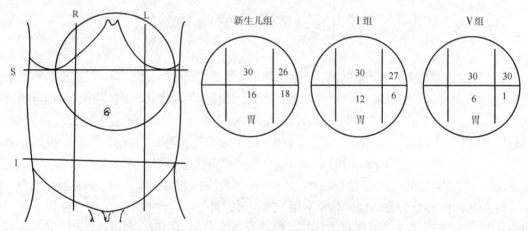

图 1-31　新生儿和小儿胃的体表投影

S. 两侧肋弓下缘连线；I. 两侧髂结节连线；R. 右腹股沟韧带中点延长线；L. 左腹股沟韧带中点延长线。图中数字代表例数

（一）贲门的骨性定位和体表投影

1. 骨性定位　小儿贲门与椎骨的对应关系与食管下端的骨性定位一致（表 1-23）。新生儿位置多在第 10 胸椎上下的高度，随年龄增长下降的幅度不大，到高学龄组降至第 10 胸椎和第 11 胸椎之间的高度。

2. 体表投影　贲门的体表投影以剑突尖作为高度定位，以前正中线作为左侧距离定位（表 1-28，图 1-32）。

表 1-28　小儿贲门体表投影分布（$\bar{x} \pm s$）　　　　　单位：mm

组别	贲门投影点至前正中线左侧的距离
I	15.39±5.52
II	15.50±8.32
III	18.40±7.50
IV	20.50±9.27
V	27.59±11.43

（二）幽门的骨性定位和体表投影

1. 骨性定位 小儿各年龄组的幽门位置相对比较恒定，多数平对第 12 胸椎至第 1 腰椎之间的右侧，距正中线（10.84±4.35）mm 至（22.8±13.2）mm。

2. 体表投影 幽门的体表投影以剑突尖和前正中线作为定位。小儿胃的幽门在腹前壁上的体表投影见表 1-29、图 1-33。随着小儿身长的不断增长及胃的发育，小儿胃的贲门与幽门的投影位置有逐渐下降及远离前正中线（左侧或右侧）的趋势。

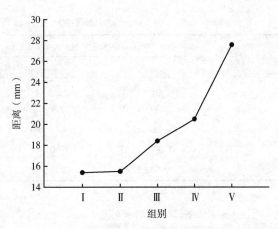

图 1-32 小儿不同年龄组贲门投影点至前正中线左侧距离分布曲线

表 1-29 小儿幽门体表投影分布 单位：mm

组别	幽门投影点至剑突下的距离		幽门投影点至前正中线右侧的距离	
	$\bar{x}\pm s$	$R_{min\sim max}$	$\bar{x}\pm s$	$R_{min\sim max}$
I	26.20±12.68	1.37～51.05	10.84±4.35	2.31～19.37
II	28.06±13.44	1.72～54.40	13.78±9.84	5.51～33.07
III	35.91±13.27	9.90～61.92	14.95±8.86	2.42～32.32
IV	38.27±12.76	13.26～63.28	16.10±11.29	6.03～38.23
V	38.20±15.10	8.40～67.60	22.80±13.20	3.07～48.67

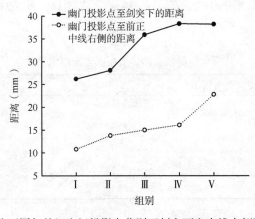

图 1-33 小儿不同年龄组幽门投影点分别至剑突下和中线右侧距离分布曲线

（三）角切迹的位置

角切迹位于胃体与胃窦部之间，可作为两者的分界标志。角切迹的位置与投影取决于胃的发育状况及其形态和位置。角切迹于腹前壁上的投影虽有一定的规律性，但由于受到胃的形态及体位变化的影响而个体差异较大[变异系数（CV）为 38.05%～85.29%]。根据测量数据分析，随年龄增长角切迹有逐渐向下和偏离中线朝向左侧的趋势（表 1-30，图 1-34）。

表 1-30　小儿胃角切迹的体表投影　　　　　　　　　　单位：mm

组别	角切迹投影点至剑突下的距离		角切迹投影点至中线左侧的距离	
	$\bar{x} \pm s$	$R_{min\sim max}$	$\bar{x} \pm s$	$R_{min\sim max}$
I	25.63±14.30	2.40～53.66	11.85±6.13	0.17～23.87
II	30.00±15.50	3.8～60.38	14.28±12.18	9.60～38.15
III	31.50±15.01	2.08～60.92	16.98±14.89	12.20～46.16
IV	33.87±14.22	6.00～61.74	15.11±12.08	8.57～38.79
V	35.50±21.41	6.52～77.52	17.40±14.20	10.43～45.23

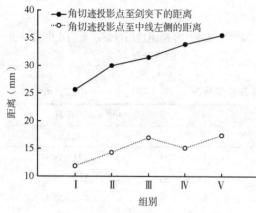

图 1-34　小儿不同年龄组角切迹投影点分别至剑突下和中线左侧距离分布曲线

（四）胃大弯最低点的体表投影

以脐平面作为测量胃大弯最低点的定位平面，未发现小儿胃大弯的最低点低于脐平面。各年龄组胃大弯最低点的脐上高度与身高的平均值之比依次为 0.3、0.3、0.5、0.5、0.5，似乎幼儿期（II组）以后胃大弯的位置上升，但结合图 1-33 数据分析，此年龄组开始胃幽门的投影应下降，所以此表现为小儿腹前壁的增长比胃大弯较快，故胃大弯最低点于腹前壁上的投影部位反因其年龄的不断增长而有上移的趋势。但因各年龄段的个体差异及变化较大（CV 为 34.9%～123.16%），故此投影点仅作参考（表 1-31，图 1-35）。

表 1-31　小儿胃大弯最低点的体表投影点至脐水平的距离　　　　　　　　单位：mm

组别	$\bar{x} \pm s$	$R_{min\sim max}$
I	1.77±2.18	0.50～6.04
II	2.35±1.83	1.23～5.93
III	4.68±2.63	1.47～9.83
IV	5.96±2.08	1.88～10.03
V	6.75±3.13	0.61～12.88

二、胃的外形分类和径线测量

除人种的差异因素之外，胃的外形受前述多种因素的影响，以及由于本身功能状态的不同而个体差异很大。本研究观察发现新生儿胃底、胃大弯和胃窦部欠发育，故于幽门与胃体之间（移行部）常缺乏明显分界，角切迹不明显，尤见横形胃。新生儿胃于充盈或扩张时呈近圆形者占 43.33%，空虚或收缩时呈弯曲的管状或梭形者占 23.33%，介于两者之间者为 33.33%。乳儿以后，由于胃底和胃窦部的发育，胃的形态由圆形逐渐向长形过渡，

7～11 岁时胃的形状与成人相似。人工喂养的小儿一般胃较扩张。

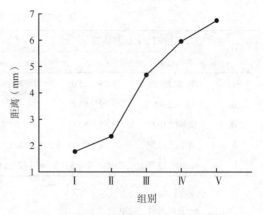

图 1-35　小儿不同年龄组胃大弯最低点体表投影点至脐水平的距离分布曲线

（一）胃的外形分类

本研究根据胃的长轴走向和胃体与幽门部之间的方位变化，将小儿胃的形态归纳为三种基本类型（图 1-36）。

1. 横胃型　胃底不明显，胃体与幽门部几乎处于同一平面上，横向右下方，角切迹不明显，幽门远离中线右侧，近似成人 X 线图像的角形胃。

2. 斜胃型　胃体斜向下方或右下方，幽门部横向右侧或右上方，角切迹明显，可达 90°左右，幽门位于中线右侧，近似成人 X 线图像的钩形胃（或"J"形胃）。

3. 直胃型　胃体垂直向下，幽门部急转向右上方，角切迹呈锐角，幽门位于中线左侧或中线上，整个胃几乎垂直于脊柱（中线），近似成人 X 线图像的长形胃。

新生儿胃由于受特大肝的影响而以直胃型居多（56.67%），以后各年龄组以斜胃型居多，而直胃型的例数明显减少（图 1-36，表 1-32）。

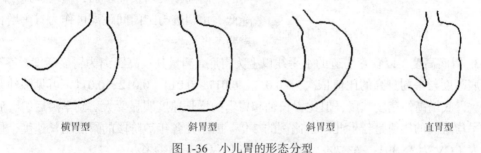

横胃型　　　　　　斜胃型　　　　　　斜胃型　　　　　　直胃型

图 1-36　小儿胃的形态分型

表 1-32　小儿胃的形态分型（%）

组别	横胃型	斜胃型	直胃型
I	10.0	80.0	20.0
II	16.67	76.67	6.67
III	20.0	73.33	6.67
IV	20.0	80.0	—
V	13.33	83.33	3.33

（二）胃径线的测量

已知小儿胃底和胃大弯不发达，胃近乎管状，以后随年龄增长，胃逐渐发育呈下垂袋状。原位测量各年龄组小儿胃底的高度、贲门到幽门的直线距离、角切迹到幽门的直线距离（表 1-33，图 1-37），评估小儿胃的发育规律。

表 1-33　小儿胃径线的测量　　　　　　　　　　　单位：cm

组别	贲门与幽门间距		角切迹与幽门间距		胃底高度	
	$\bar{x} \pm s$	$R_{min\sim max}$	$\bar{x} \pm s$	$R_{min\sim max}$	$\bar{x} \pm s$	$R_{min\sim max}$
Ⅰ	39.80±5.91	24.55～55.05	20.20±6.72	2.86～37.54	10.22±3.61	3.14～17.30
Ⅱ	44.60±9.54	19.99～69.21	24.00±7.10	5.68～42.32	13.60±5.63	2.56～24.63
Ⅲ	52.80±10.60	25.45～80.15	31.20±8.30	9.79～52.61	14.10±6.10	2.14～26.05
Ⅳ	58.20±15.90	17.18～99.22	33.70±9.70	8.67～58.73	14.60±7.50	2.10～29.30
Ⅴ	62.30±15.70	21.79～102.81	34.62±11.72	4.38～64.86	15.20±7.50	2.50～29.90

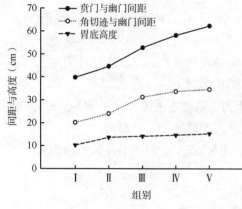

图 1-37　小儿不同年龄组胃径线长度分布曲线

1. 贲门与幽门间距　各年龄组胃两门的平均间距与平均身高的比值依次为 0.066、0.056、0.052、0.049、0.045，可见两门的距离随年龄增长而增加，但增加速度缓慢降低。贲门与幽门间距离可作为胃长轴增长的重要参考。

2. 角切迹与幽门间距　各年龄组角切迹与幽门的平均间距与平均身高的比值依次为 0.037、0.030、0.031、0.028、0.025，可见两点间的距离随年龄增长而增加，但增加速度缓慢降低。角切迹与幽门间距离可作为胃窦增长的重要参考。

3. 胃底高度　以食管切迹的水平线以上为胃底，测量其最高距离为胃底高度。各年龄组胃底高度与平均身高的比值依次为 0.017、0.017、0.014、0.012、0.011，可见除幼儿组之外，胃底增高的速度减慢，但比胃长轴和胃窦的增长速度明显要大。到学龄后组胃底高度与平均身高的比值是新生儿所占比例的 2 倍。因小儿各年龄阶段的胃底增长速度个体差异较大（CV 为 35.39%～63.7%），故本研究数值仅作粗略参考。

第五节　小　　肠

小肠是消化管道中最长的一段，上端起自胃的幽门，下端终于盲肠的回盲口。小肠自上向下分为十二指肠、空肠和回肠三部分。成人小肠的全长为 5～7m，其中十二指肠约 25cm，紧贴腹后壁，环绕胰头，空肠和回肠借小肠系膜悬附于腹后壁，合称系膜小肠。系膜小肠弯曲成数个襻状结构，称小肠襻。各小肠襻表面紧贴腹前壁内面，部分向下深入盆腔内，与盆腔器官毗邻。成人小肠襻表面可由大网膜完全遮盖，但小儿仅上部被遮盖。

小肠的组织学分层与胃相同，从内向外有黏膜层、黏膜下层、肌层和外膜层。①黏膜层：单层柱状上皮的游离面的绒毛形成纹状缘，增大了细胞的吸收面积。上皮层内有较多的腺细胞，固有层内除有大量小肠腺外，还有丰富的淋巴细胞、浆细胞、巨噬细胞、嗜酸性粒细胞及肥大细胞。上皮层的突起形成小肠绒毛。②黏膜下层：疏松而移动度大，富有淋巴组织和肠肌丛，黏膜层和黏膜下层共同形成黏膜皱襞。③肌层：为内环和外纵两层平滑肌，内环肌在回盲口处增厚形成回盲部括约肌。④外膜层：十二指肠的前面为腹膜，空肠和回肠表面全部被腹膜包绕。

小儿肠管相对于成人长，一般为身长的 5～7 倍，或为坐高的 10 倍，有利于消化吸收。肠黏膜细嫩，富有血管和淋巴管，小肠绒毛发育良好，肌层发育差。肠系膜柔软而长，黏膜下组织松弛，易发生肠扭转和肠套叠。肠壁薄，通透性高，屏障功能差，肠内毒素、消化不全产物和变应原等可经肠黏膜进入体内，容易发生功能紊乱和变态反应性疾病。

一、十 二 指 肠

十二指肠位于腹后壁，成人位于第 1～3 腰椎的前方，呈"C"形环绕胰头。小儿十二指肠随胰头和肝的发育而变化。

（一）十二指肠位置的发育变化

1. 十二指肠起、止端的骨性定位 小儿十二指肠多位于第 12 胸椎至第 3 腰椎的前方。十二指肠的起端即胃幽门的位置，多数平对第 12 胸椎至第 1 腰椎之间，距中线右侧 11～23mm（表 1-29）；十二指肠止端即十二指肠空肠曲，多位于第 1 腰椎的高度，距中线左侧 8～18mm。以上数据显示小儿在生长发育过程中，十二指肠空肠曲的位置与椎管的对应关系变动不大，仅比成人稍高（表 1-34，表 1-35，图 1-38）。

表 1-34 小儿十二指肠空肠曲与椎骨的对应关系（%）

组别	$T_{11\sim12}$	T_{12}	$T_{12}\sim L_1$	L_1	L_{1-2}	L_2	L_{2-3}
I	3.0	—	27.0	37.0	17.0	17.0	—
II	—	17.0	23.0	37.0	17.0	6.0	—
III	—	23.0	6.0	30.0	23.0	13.0	—
IV	—	10.0	10.0	43.0	23.0	13.0	—
V	—	3.0	10.0	20.0	30.0	30.0	—

注：T. 胸椎；L. 腰椎。

表 1-35 小儿十二指肠空肠曲与中线左侧的距离 单位：cm

组别	$\bar{x} \pm s$	$R_{\min\sim\max}$
I	1.45±0.40	1.1～2.4
II	0.75±0.55	0～1.8
III	1.17±0.53	0～2.6
IV	1.09±0.62	0～3.0
V	1.77±0.68	0.6～3.3

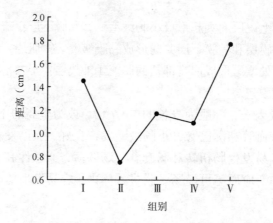

图1-38　小儿不同年龄组十二指肠空肠曲与中线左侧距离分布曲线

2. 十二指肠起、止端的发育变化　在小儿十二指肠逐渐增长的过程中，4岁以后的小儿，由于出生后胰腺的发育、肠管的增长及肠曲的形成，十二指肠的走行状态也相应发生变化，使十二指肠起、止两端之间距离由小变大，十二指肠起、止端的连线与中线（脊柱）的夹角由大变小（表1-36，图1-39，图1-40）。

表1-36　十二指肠起、止端之间距离及与中线的夹角（$\bar{x} \pm s$）

组别	十二指肠起、止端之间连线的长度（cm）	起、止端连线与中线的夹角（°）
I	2.53±0.43	29.85±8.90
II	2.24±0.38	37.55±7.54
III	3.02±0.5	40.47±11.15
IV	3.26±0.57	39.93±15.34
V	4.76±1.06	39.77±13.12

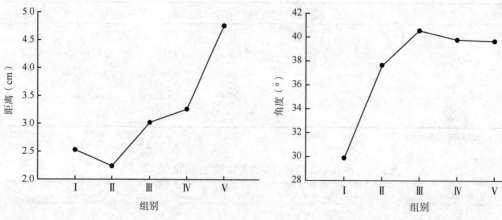

图1-39　小儿不同年龄组十二指肠起、止端之间距　图1-40　小儿不同年龄组十二指肠起、止端连线与
　　　　离分布曲线　　　　　　　　　　　　　　　　　　　中线夹角分布曲线

（二）十二指肠形态的发育变化

1. 十二指肠的形状分型　根据观察统计不同年龄小儿尸体固定标本，发现小儿十二指

肠形状多样，可归纳为 4 种基本类型。其中新生儿组多为 C 形（70%）；其他年龄组内 U 形略多（图 1-41，表 1-37）。

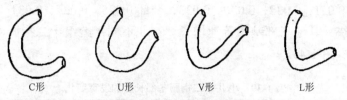

C形　　　　　U形　　　　　V形　　　　　L形

图 1-41　小儿十二指肠形状分型

表 1-37　小儿十二指肠形状分型出现率（$\bar{x} \pm s$，%）

组别	C 形	U 形	V 形	L 形
I	10.0±5.48	56.67±9.05	33.33±8.61	—
II	23.34±7.72	50.0±9.13	23.33±7.72	3.33±3.28
III	26.67±8.07	50.0±9.13	20.0±7.3	3.33±3.28
IV	13.33±6.21	50.0±9.13	30.0±8.37	6.67±4.56
V	26.67±8.07	43.33±9.05	23.33±7.72	6.67±4.56

2. 十二指肠总长度的发育变化　与身高比较（0.12，0.13，0.15，0.15，0.15）可见幼儿期前生长略慢，以后基本上随年龄增长十二指肠均衡发育。各年龄段的十二指肠长度均未显示出性别差异（表 1-38，图 1-42）。

表 1-38　小儿十二指肠总长度的发育变化　　　　　单位：cm

组别	男+女		男		女	
	$\bar{x} \pm s$	$R_{min\sim max}$	$\bar{x} \pm s$	$R_{min\sim max}$	$\bar{x} \pm s$	$R_{min\sim max}$
I	7.01±1.10	4.17～9.85	7.17±0.95	4.72～9.62	6.86±1.25	3.64～10.09
II	11.24±2.72	4.22～18.26	10.41±2.06	5.10～15.72	11.92±2.27	6.06～17.78
III	15.82±2.02	10.61～21.03	15.45±2.0	10.29～20.61	15.95±2.12	10.48～21.42
IV	17.66±2.04	12.40～22.92	18.22±1.49	14.38～22.06	17.12±2.33	11.11～23.13
V	20.44±3.27	12.00～28.88	20.99±3.19	12.76～29.22	20.03±3.38	11.31～28.75

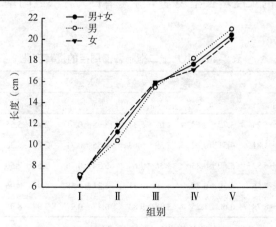

图 1-42　小儿不同年龄组十二指肠总长度分布曲线

3. 十二指肠各部长度的发育变化   从小儿十二指肠各部长度的生长速度来看（上部 0.026，0.022，0.022，0.021，0.022，降部 0.026，0.061，0.073，0.067，0.063，水平部 0.032，0.031，0.032，0.030，0.033，升部 0.025，0.027，0.031，0.030，0.028），以降部增长最快，其他三部基本等速增长。小儿不同年龄组十二指肠各部长度的发育变化见表 1-39、图 1-43。

表 1-39   小儿十二指肠各部长度的发育变化   单位：cm

组别	上部		降部		水平部		升部	
	$\bar{x} \pm s$	$R_{min \sim max}$	$\bar{x} \pm s$	$R_{min \sim max}$	$\bar{x} \pm s$	$R_{min \sim max}$	$\bar{x} \pm s$	$R_{min \sim max}$
I	1.56±0.36	0.63～2.49	2.02±0.44	0.88～3.16	1.93±0.38	0.95～2.91	1.50±0.39	0.49～2.51
II	1.77±0.52	0.43～3.11	4.84±1.25	1.62～8.07	2.46±0.58	0.96～3.96	2.17±0.93	0.23～2.17
III	2.21±0.54	0.82～3.60	7.28±1.25	4.06～10.51	3.22±1.04	0.54～5.90	3.11±0.72	1.25～4.97
IV	2.47±0.65	0.79～4.15	8.06±1.62	3.88～12.24	3.56±0.93	1.16～5.96	3.57±0.84	1.40～5.74
V	3.09±0.98	0.56～5.62	8.88±1.4	5.27～12.49	4.56±1.17	1.54～7.58	3.93±1.05	1.22～6.64

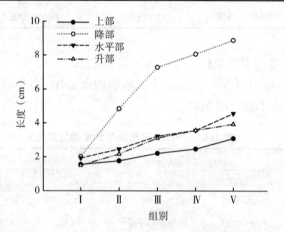

图 1-43   小儿不同年龄组十二指肠各部长度分布曲线

4. 十二指肠各部周径的发育变化   小儿各年龄组十二指肠各部的（外）周径，随着小儿年龄及十二指肠的长度增长呈现基本等速增长，各部之间基本无差别（表 1-40，图 1-44）。

表 1-40   小儿十二指肠各部周径的发育变化   单位：cm

组别	上部		降部		水平部		升部	
	$\bar{x} \pm s$	$R_{min \sim max}$	$\bar{x} \pm s$	$R_{min \sim max}$	$\bar{x} \pm s$	$R_{min \sim max}$	$\bar{x} \pm s$	$R_{min \sim max}$
I	3.81±0.55	2.39～5.23	3.72±0.64	2.07～5.37	3.98±0.61	2.41～5.55	3.94±0.45	2.78～5.10
II	4.08±0.67	2.35～5.81	4.51±0.82	2.39～6.63	4.55±0.71	2.72～6.38	4.29±0.69	2.51～6.07
III	5.22±0.62	3.62～6.82	5.50±0.83	3.36～7.64	5.54±0.76	3.58～7.50	5.40±0.73	3.52～7.28
IV	5.75±0.77	3.58～7.56	6.30±0.78	4.29～8.31	6.21±0.68	4.46～7.96	6.13±0.79	4.09～8.17
V	5.94±1.1	3.10～8.78	6.60±1.25	3.38～9.83	6.44±0.97	3.94～8.94	6.36±1.01	3.75～8.97

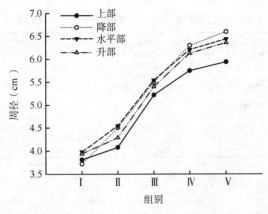

图 1-44　小儿不同年龄组十二指肠各部周径分布曲线

5. 十二指肠凹面的深度　十二指肠位于腹腔的深部,形态变异较大,故前述形态测量尚觉不完整,加测数据尽量客观反映其位置形态。在小儿十二指肠逐渐增长的过程中,4岁以后的小儿,由于出生后胰腺的发育、肠管的增长及肠曲的形成,十二指肠的走行状态也相应发生变化。除表 1-36 表现出的十二指肠起、止端之间距离由小变大,十二指肠起、止端的连线与中线(脊柱)的夹角先由小变大再由大变小之外,其围成的凹面逐渐加深(表 1-41,图 1-45)。

表 1-41　十二指肠凹面深度的发育变化　　　　　　　　　　单位:cm

组别	$\bar{x} \pm s$	$R_{\text{min-max}}$
I	2.03±0.51	0.71～3.35
II	2.34±0.66	0.64～4.04
III	3.11±0.79	1.07～5.15
IV	3.48±0.77	1.49～5.47
V	3.86±1.11	1.00～6.72

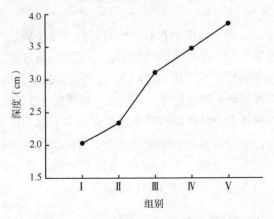

图 1-45　小儿不同年龄组十二指肠凹面深度分布曲线

6. 十二指肠空肠曲形状分型　十二指肠移行为空肠处转弯形成十二指肠空肠曲,其形状有按顺时针方向由左侧弯向右前方的趋势(表 1-42)。

表 1-42　十二指肠空肠曲形状分型出现率（$\bar{x} \pm s$，%）

组别	弯向左侧	弯向左前	弯向前方	弯向右前
I	26.67±8.07	53.33±9.11	13.33±6.21	6.67±4.56
II	16.67±6.81	60.0±8.94	13.33±6.21	10.0±5.48
III	13.33±6.21	70.0±8.37	10.0±5.48	6.67±4.56
IV	0	80.0±7.3	6.67±4.56	13.33±6.21
V	3.33±3.28	70.0±8.37	10.0±5.48	16.67±6.81

（三）十二指肠各部与腹膜的关系

成人的十二指肠上部属腹膜内位或间位器官，其余部位属腹膜外位器官。十二指肠上曲和空肠曲分别是腹膜外位器官的十二指肠与腹膜内位器官的十二指肠上部及空肠的交界区。小儿出生后随消化管的发育和消化功能的增强，腹膜内位消化管的移动度远大于腹膜外位器官，故两交界区的形态也将发生适应性改变。小儿十二指肠上部和升部，随着年龄的增长和肠管的发育，其腹膜覆盖面也随之增加（表 1-43）。

表 1-43　小儿十二指肠各部与腹膜的关系发育变化（$\bar{x} \pm s$，%）

组别	上部			降部			水平部			升部		
	内位	间位	外位	内位	间位	外位	内位	间位	外位	内位	间位	外位
I	66.6	16.7	16.7	—	6.7	93.3	—	—	100	30	36.7	33.3
II	63.3	26.7	10	—	6.7	93.3	—	—	100	33.3	40	26.7
III	66.6	26.7	6.7	—	10	90	—	—	100	40	36.7	23.3
IV	76.7	20	3.3	—	13.3	86.7	—	—	100	46.6	26.7	26.7
V	73.4	23.3	3.3	—	10	90	—	—	100	53.3	16.7	30.0

二、空肠和回肠

空肠与回肠是从十二指肠空肠曲至盲肠的回盲口的一段小肠。因其外裹腹膜并以系膜附着于腹后壁而又称系膜小肠。小肠系膜呈扇形，为连于空肠与腹后壁之间一片较薄弱的双层腹膜。远侧缘为连于肠管的系膜缘（宽广），近侧缘为肠系膜根（短窄），两缘长短相差悬殊，致使小肠迂曲成袢盘旋于腹腔中。系膜小肠近段的 2/5 较粗，为空肠；远段的 3/5 较细，为回肠。空肠与回肠无论是在解剖学上还是影像学上都不存在明确的分界线，根据习惯通常将小肠按分布位置分为 6 组。第 1 组位于上腹部，为十二指肠；第 2 组位于左上腹部；第 3 组位于左下腹部，皆为空肠；第 4～6 组为回肠，其中，第 4 组位于中腹部，第 5 组位于右下腹部，第 6 组位于下腹部。

（一）空肠和回肠位置的发育变化

由于空、回肠以较长的系膜悬附于腹后壁，故其肠袢的位置排列受体位、呼吸、邻近器官的位置及自身功能状态等诸多因素的影响变化较大，特别是出生后处于生长发育时期的小儿肠管，更具有不同的特点和规律性。

1. 空、回肠的体表投影 以九分法描述空、回肠的体表投影。以 I-R 和 I-L 交点为中心定位点，观察统计小肠在 6 个区域内的出现例数。从图 1-46 的显示数据可比较出不同年龄时期小肠的位置变化趋势，发现各组间差别并无显著性。

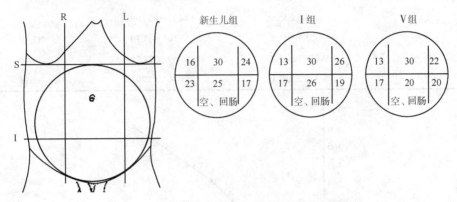

图 1-46　新生儿和小儿空、回肠的体表投影

S. 两侧肋弓下缘连线；I. 两侧髂结节连线；R. 右腹股沟韧带中点延长线；L. 左腹股沟韧带中点延长线。图中数字代表例数

2. 空、回肠在腹腔各区的出现率 以四分法描述空肠和回肠位置的发育变化。成人左上腹的肠管 90% 为空肠，右下腹的肠管 72% 为回肠、26% 为空肠。成人的盆腔相对宽大，故盆腔内可见 87% 小肠袢。

小儿出生后的腹腔容积随年龄增长而增大，肠管随其增长仍有旋转。经统计观察发现，新生儿组空肠、回肠的肠袢多数分列于腹腔的左半和右半，随着发育的转位，至学龄组后期，空、回肠的位置已逐渐由当初的左位、右位转至左上位和右下位。但小儿盆腔仍较小，且回盲部和膀胱的位置仍较高，故小肠很少降入盆腔中（表 1-44）。

表 1-44　小儿不同年龄组空、回肠在腹腔内的位置出现率（$\bar{x} \pm s$, %）

组别	A 型	B 型	C 型	D 型	E 型
I	46.67±9.11	20.0±6.30	30.00±8.37	—	3.33±3.28
II	43.33±9.05	23.33±7.72	30.00±8.37	3.33±3.28	—
III	43.33±9.05	20.0±6.30	33.33±8.61	3.33±3.28	—
IV	40.02±8.94	23.33±7.72	30.00±8.37	6.67±4.56	—
V	30.00±8.37	13.33±6.21	43.33±9.05	3.33±3.28	10.0±5.48

注：A 型，空、回肠分居左半、右半；B 型，空、回肠分居上下半；C 型，空、回肠分居左上半、右下半；D 型，空肠位于上部，回肠位于下部及盆腔；E 型，不规则。

（二）空、回肠的形态发育变化

1. 空、回肠的总长度 以十二指肠空肠曲作为起点，回肠末端与盲肠壁的连线处为止点，测量离体肠管纵轴（沿肠管中线）的长度。从数据分析可见：空、回肠随年龄增长而增长，增长速度无性别差异（$P > 0.05$）。幼儿组以前增长速度相对较快，之后增长速度渐慢（表 1-45，图 1-47）。

表 1-45　小儿不同年龄组空、回肠平均长度分布

组别	$\bar{x} \pm s$（cm）	$R_{min\sim max}$（cm）	CV（%）
I	241.7±56.1	96.96～386.44	23.01
II	287.5±55.5	144.31～430.69	19.29
III	325.7±41.9	217.60～433.80	12.88
IV	355.2±65.7	185.69～524.71	18.49
V	383.2±51.1	251.36～515.04	13.34

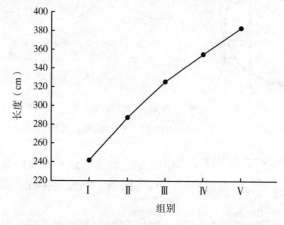

图 1-47　小儿不同年龄组空、回肠长度分布曲线

2. 空、回肠的外周径　分别测量空肠和回肠起始部的外周径。测量数据分析显示，出生后 1 年内增幅较大，小儿学龄组以前，两端粗细大致相等，从学龄组起，空肠的外周径开始略粗于回肠，提示小儿空、回肠的长度与周径呈同步增长趋势，然而，到学龄时期空肠周径的增长逐渐快于回肠（表 1-46，图 1-48）。

表 1-46　小儿不同年龄组空、回肠外周径

组别	空肠			回肠		
	$\bar{x} \pm s$（cm）	$R_{min\sim max}$（cm）	CV（%）	$\bar{x} \pm s$（cm）	$R_{min\sim max}$（cm）	CV（%）
I	38.97±6.40	22.46～55.48	16.42	39.86±7.32	20.97～58.75	18.36
II	43.20±7.90	22.82～63.58	19.29	44.0±7.90	23.62～64.38	17.95
III	57.03±6.20	41.03～73.03	10.82	56.01±7.60	36.40～75.62	13.55
IV	62.59±8.24	41.33～83.85	13.17	60.67±7.27	41.91～79.43	11.98
V	66.45±10.31	39.85～93.05	15.52	62.45±12.28	30.77～94.13	19.66

3. 肠系膜根的解剖　空、回肠表面的脏腹膜与腹后壁腹膜相连，两者之间形成扇形的肠系膜。肠系膜的小肠缘与空、回肠等长，腹后壁缘又称（小）肠系膜根，位于腹后壁。成人肠系膜根长 12～15cm，从第 2 腰椎左侧的十二指肠空肠曲处斜至右髂窝的回肠末端。肠系膜的小肠缘（5～7m）大大长于肠系膜根（25cm），使得空、回肠与小肠缘共同呈折扇样

反复折叠，形成数个宽大皱褶，称为小肠袢。小肠袢移动性大，是形成肠扭转和腹部疝内容的最常见器官。

小儿出生后随着肠道的增长，仍存在转位的变化，大部分小儿回盲部仍下降，故小儿肠系膜根的长度和角度也随之变化。肠系膜上动脉、肠系膜上静脉经肠系膜根进入肠系膜，进一步分支并吻合进入肠壁，小肠淋巴结和淋巴管随血管经行。小儿血管、淋巴管均丰富，且疏松结缔组织较多，小肠袢扭转或成疝后易造成缺血性肠坏死。

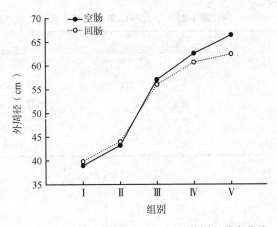

图 1-48　小儿不同年龄组空、回肠外周径分布曲线

（1）肠系膜根长度的发育变化：测量肠系膜根左、右两端的连线作为肠系膜根的长度。小儿的肠系膜根随年龄增长而增长，其增长速度的规律性不明显，总的生长速度是下降的（表 1-47，图 1-49）。将表 1-47 的数据与表 1-45 进行统计学指数处理比较，得出表 1-48 和图 1-50。

（2）肠系膜根与正中垂线的角度发育变化：出生后系膜小肠、结肠和盲肠、阑尾均在转位，故肠系膜的上端向右侧、下端向左侧靠拢，形成了逆时针旋转趋势，故肠系膜根与正中垂线的夹角逐渐减小，旋转的速度随年龄增长而减慢（表 1-49，图 1-51）。

表 1-47　小儿不同年龄组肠系膜根长度的发育变化

组别	$\bar{x} \pm s$（cm）	$R_{min~max}$（cm）	CV（%）
I	6.46±1.18	3.41～9.50	18.24
II	7.19±1.29	3.86～10.52	17.95
III	8.54±1.53	4.59～12.49	17.96
IV	8.97±1.62	4.79～13.15	18.06
V	10.82±1.73	6.36～15.28	15.95

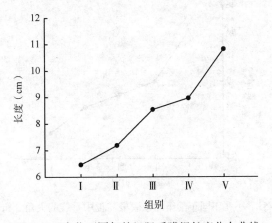

图 1-49　小儿不同年龄组肠系膜根长度分布曲线

表 1-48　小儿不同年龄组肠系膜根长度/空肠和回肠长度指数分布（$\bar{x} \pm s$，%）

组别	男	女
I	2.59±0.50	2.88±0.61
II	2.58±0.46	2.89±0.51
III	2.69±0.64	2.60±0.71
IV	3.05±0.60	3.36±0.80
V	3.14±0.66	3.68±0.82

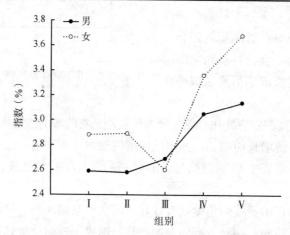

图 1-50　小儿不同年龄组肠系膜根长度/空肠和回肠长度指数分布曲线

表 1-49　肠系膜根与正中垂线的夹角

组别	$\bar{x} \pm s$（°）	$R_{min\sim max}$（°）	CV（%）
I	44±8	26~62	18.37
II	40±7	27~60	18.50
III	39±7	29~58	18.22
IV	38±6	30~50	16.27
V	36±6	30~48	16.67

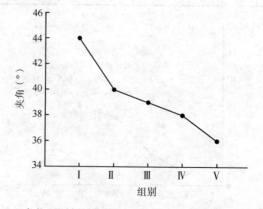

图 1-51　小儿不同年龄组肠系膜根与正中垂线的夹角分布曲线

第六节 大　　肠

大肠始于右髂窝的盲肠，终于会阴部的肛门。从右髂窝起，大肠依次向上、向左、向下沿顺时针方向环绕在小肠袢周围，然后在左髂窝处降入盆腔，穿盆底的软组织达会阴。成人大肠全长约 1.5m，可分为盲肠、阑尾、结肠、直肠和肛管 5 个部分，其中结肠根据位置又分为升结肠、横结肠、降结肠和乙状结肠 4 部分。成人的盲肠和结肠一般管腔较粗，肠壁较薄，并具有结肠袋、结肠带和肠脂垂等结构特征。

大肠从内向外有黏膜层、黏膜下层、肌层和外膜层。①黏膜层：单层柱状上皮内的腺细胞多为黏液腺。②黏膜下层：淋巴管丰富，黏膜皱襞数量少，形成结肠半月襞和直肠横襞。③肌层：内环肌在肛管下段增厚形成肛门内括约肌，外纵肌条带状增厚形成 3 条结肠带。④外膜层：根据腹膜包绕大肠的表面情况，一般盲肠、阑尾、横结肠和乙状结肠为腹膜内位器官，外膜均为腹膜；升结肠、降结肠和直肠上半为腹膜间位器官，各处的后壁外膜为纤维膜；直肠的余部和肛管外膜均为纤维膜。

小儿肠壁薄，通透性高，屏障功能差，肠内毒素、消化不全产物和变应原等可经肠黏膜进入体内，引起全身感染和变态反应性疾病。新生儿大肠肠壁更薄，透过肠壁肉眼可见绿色胎粪，结肠袋、结肠带及肠脂垂均未见发育，升结肠与后壁固定差，易发生肠扭转和肠套叠。新生儿的大肠与小肠（空、回肠）的外周径区别不大，出生后随着肠管功能需要，大肠的管径逐渐大于小肠管径，并逐渐出现其特有的结构特征。

一、盲　　肠

在出生后数月内盲肠较短，位置较高，通常在正位像上位于右腹部的髂嵴上方，随着年龄的增长，盲肠逐渐降至右髂窝常见位置，若至年长儿仍未下降，则称中位盲肠。

（一）盲肠的位置和体表投影

1. 盲肠的位置　成人盲肠位于右髂窝，小儿盲肠的位置随发育有所变化。新生儿盲肠位置较高，出生后由于升结肠发育、增长和肠管继续向右旋转，盲肠逐渐降至右髂窝。因其位置个体差异大，故各家的报道也不太一致。

本研究数据显示，新生儿的盲肠 80% 位于右髂窝的上方，其中超过 50% 高于右髂嵴（56.7%）。至幼儿期位于髂嵴与髂窝处的已经达 70%，以后各期内右髂窝处的比例继续增加，而髂嵴以上的比例减少至消失（表 1-50）。

2. 盲肠的体表投影　以 I-R 交点为中心定位点，观察统计盲肠的体表投影。本研究的数据分析可比较出不同年龄时期盲肠的位置变化趋势，发现随年龄增长，盲肠有逐渐向外侧移位的趋势，而下降趋势不明显而上升，与前述的肠系膜根转位统计相矛盾（图 1-52）。

表 1-50 小儿盲肠位置的发育变化（%）

组别	髂嵴上方	平髂嵴	右髂窝	骨盆右缘	盆腔内	其他
Ⅰ	13.3	26.7	43.3	16.7	—	—
Ⅱ	6.7	13.3	60.0	16.7	—	3.3
Ⅲ	10.0	6.7	70.0	10.0	3.3	
Ⅳ	3.3	—	80.0	10.0	6.7	
Ⅴ	—	3.3	83.3	13.3		

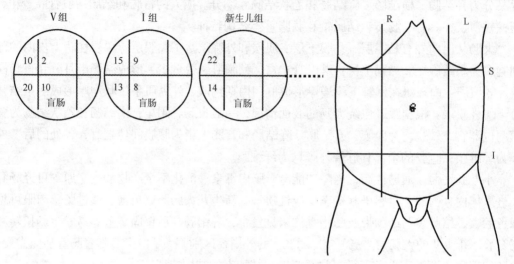

图 1-52 新生儿和小儿盲肠的体表投影

S. 两侧肋弓下缘连线；I. 两侧髂结节连线；R. 右腹股沟韧带中点延长线；L. 左腹股沟韧带中点延长线。图中数字代表例数

（二）盲肠的形态

1. 盲肠的形态分型 小儿盲肠处于生长发育时期，其形状变化较大，参考 Treves 分型方法，小儿盲肠分为 4 种类型，即漏斗型/弯漏斗型、球型/直漏斗型、右袋较大型/小盲袋型、右袋特大型/大盲袋型。新生儿盲肠欠发育，下端的盲袋不明显，与阑尾起始部呈过渡状，分界不清，多数为漏斗型（86.67%），随着肠管的发育，盲肠壁的结肠带也随之发育，阑尾根部的界限逐渐清晰，盲肠下端的盲袋逐渐增大，因为左侧有回肠末端的牵拉，故盲袋右侧扩张明显，导致阑尾开口移向左后壁，右袋较大型和右袋特大型的出现率也随年龄增长而增加（图 1-53，表 1-51）。

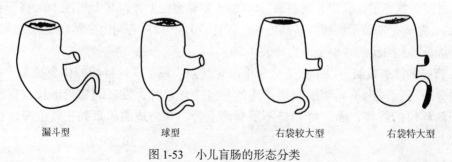

漏斗型　　　　球型　　　　右袋较大型　　　　右袋特大型

图 1-53 小儿盲肠的形态分类

表 1-51　小儿盲肠的外形分类（%）

组别	漏斗型/弯漏斗型	球型/直漏斗型	右袋较大型/小盲袋型	右袋特大型/大盲袋型
Ⅰ	56.7	26.6	16.7	—
Ⅱ	36.7	26.6	36.7	—
Ⅲ	13.3	26.7	46.7	13.3
Ⅳ	10.0	20.0	50.0	20.0
Ⅴ	6.7	13.3	50.0	30.0

从上述资料来看，小儿盲肠的外形随着年龄增长逐渐存在由漏斗型—球型—右袋较大型—右袋特大型过渡的规律性。据分析，此乃在盲肠发育和下降的过程中受到盲肠内侧结肠带、回盲壁和阑尾血管的牵引等因素的影响，盲肠左右结肠袋发育不均衡所致。

2. 盲肠的长度　以回盲口的上缘到盲肠最低点的连线长度作为盲肠的长度。从表 1-52 可见小儿盲肠在不同年龄段的平均长度。其长度随身高增长而增加，其增长速度以幼儿组最高，以后随年龄增长而下降（图 1-54）。男女无明显差异。

据陈瑞华等资料，出生前后盲肠长度和宽度均呈逐渐增长趋势，将盲肠长度和宽度分别与年龄进行相关分析，两者之间均呈高度正相关性（$r=1$，$P<0.01$）。

表 1-52　小儿盲肠的长度　　　　　　　　　　　单位：mm

组别	$\bar{x}\pm s$	$R_{min-max}$
Ⅰ	25.7±6.1	9.96～41.44
Ⅱ	42.7±16.1	1.16～84.24
Ⅲ	45.5±15.3	6.03～84.97
Ⅳ	49.4±12.6	16.89～81.91
Ⅴ	53.8±11.0	25.42～82.18

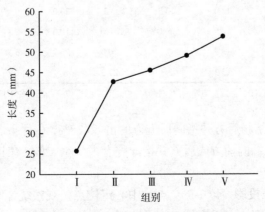

图 1-54　小儿不同年龄组盲肠长度分布曲线

二、阑　尾

在胎儿时盲肠呈锥形，阑尾近侧段也膨大呈锥形，两者可以直接相通，至新生儿、婴儿期偶尔可保持胎儿的此种形态，甚至直至年长儿、成人期也可不改变。新生儿阑尾呈圆锥形，长约 5cm，至 10 岁时增长 2～3cm。

（一）阑尾的位置和体表投影

小儿阑尾的形态和位置个体差异很大，可能与如下因素有关：①出生后肠功能不断增强，由小肠推进的食糜首先作用于盲肠的右袋，使其较快发育，致使阑尾根部逐渐由下方转向其内侧；②伴随肠管的发育、旋转及升结肠出现，盲肠不断下降和转动；③阑尾长度的增长快于其系膜长度的增长（儿童：前者的长度为后者的 2.76 倍），致使阑尾多数成为屈曲形且较多地转至回肠和盲肠后位。

1. 阑尾的位置　以阑尾尖端的指向与周围结构（盲肠、回肠末端、髂窝和骨盆上口）的位置关系归纳阑尾的位置。小儿与成人资料（盲肠后位 20.0%、盆位 10.0%、盲肠内侧位 30.0%、盲肠外侧位 6.7%、盲肠下位 26.7%、盆位 10.0%）相比较，记录的项目和结果相差较大。

阑尾的位置受盲肠位置的影响很大，又因其为腹膜内位，并以其系膜与回盲部相连，故有很大的活动性，致使阑尾尖端的指向很不确定。本研究资料统计显示，除新生儿组外，其他各组阑尾多数位于回盲部的后方，包括回肠后位、盲肠后位和回盲后位。其出现率依次为 76.6%、63.4%、70.0%、50.0% 和 63.3%（表 1-53）。

表 1-53　小儿阑尾位置的年龄变化（%）

组别	回肠后位	盲肠后位	回盲后位	回盲前位	回盲间位	盆位	盲肠下位	肠系膜后	其他位*
I	43.3	30.0	3.3	6.7	—	6.8		3.3	6.6
II	20.0	30.0	13.4	13.3	3.3	20.0	—	—	—
III	33.3	26.7	10.0	6.7	10.0	10.0	3.3	—	—
IV	30.0	6.7	13.3	6.7	10.0	26.7	6.6	—	—
V	36.7	13.3	13.3	3.3	23.3	10.1		—	—

注："—"表示位于肋弓上方；*包括直肠外侧位、腹膜外位、升结肠后位、结肠肝曲下位。

阑尾处于盲肠、升结肠后方并指向后上方的占 65.28%，在盲肠下方并指向髂窝或盆腔者占 31%，绕过回肠末端的前方或后方并指向脾者占 1%～2%，在盲肠下方并指向右下方者占 2.26%。

2. 阑尾根部的体表投影　以 I-R 交点为中心定位点，观察统计阑尾根部的体表投影。小儿不同年龄组阑尾根部体表投影位于脐平面下方平均 1.51～30.9mm，腹股沟韧带中点垂线外侧平均 1.28mm 至内侧 6.13mm，新生儿阑尾根部的体表投影点位置较高，出生后逐渐随盲肠的下降而由内上方下降至外下方，但个体差异较大（图 1-55）。

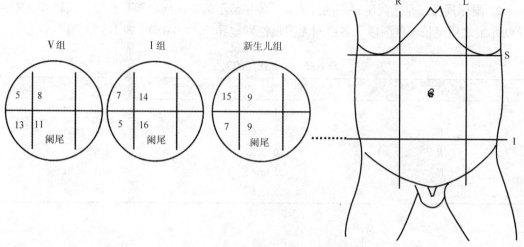

图 1-55 新生儿和小儿阑尾根部的体表投影

S. 两侧肋弓下缘连线；I. 两侧髂结节连线；R. 右腹股沟韧带中点延长线；L. 左腹股沟韧带中点延长线。图中数字代表例数

（二）阑尾的形态

小儿阑尾的形态个体差异很大，以卷曲形、S 形、钩形和迂曲形居多，但似与年龄关系不大。其与我国成人阑尾的形态（钩形 47.37%、直形 28.07%、卷曲形 10.53%、缺如 1.75%）有所不同。

1. 阑尾长度 测量阑尾根部至阑尾尖端的阑尾长轴的距离作为阑尾长度。各年龄段阑尾平均长度见表 1-54。小儿阑尾长度呈逐渐增长趋势，男女无明显差异，从小儿不同年龄组阑尾平均长度增速来看，幼儿组和低学龄组增长相对较快（图 1-56）。

表 1-54 小儿阑尾的长度　　　　　　　　　　　　　　　　单位：cm

组别	$\bar{x} \pm s$	$R_{min \sim max}$
I	45.1±12.5	12.85～77.35
II	64.9±18.6	16.91～112.89
III	66.8±17.0	22.94～110.66
IV	79.4±11.2	50.50～108.30
V	85.5±19.1	36.22～134.78

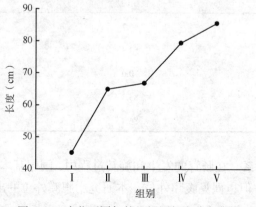

图 1-56 小儿不同年龄组阑尾长度分布曲线

2. 阑尾周径 是指阑尾根部的外周径。各年龄组的阑尾周径随年龄增长而增长，其中从幼儿组之后增长速度渐慢。各组间无明显性别差异（$P>0.05$）（表 1-55，图 1-57）。

表 1-55 小儿阑尾的周径 单位：cm

组别	$\bar{x} \pm s$	$R_{min\sim max}$
I	14.5±4.2	3.66～25.34
II	19.5±6.3	3.25～35.75
III	20.5±3.3	11.99～29.01
IV	21.3±4.5	9.69～32.91
V	22.1±5.6	7.65～36.55

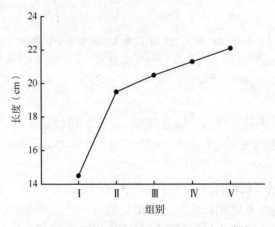

图 1-57 小儿不同年龄组阑尾周径分布曲线

（三）盲肠和阑尾与腹膜的关系

1. 盲肠与腹膜的关系 小儿盲肠在其不断发育和下降的过程中也逐渐为腹膜所包裹，出生时，约半数为腹膜间位，以后随年龄增长，腹膜内位逐渐占优势（表 1-56）。

表 1-56 小儿盲肠与腹膜的关系（%）

组别	腹膜内位	腹膜间位
I	56.7	43.3
II	53.3	46.7
III	70.0	30.0
IV	83.3	16.7
V	86.7	13.3

2. 阑尾与腹膜的关系 在肠管的发生和旋转过程中，阑尾基本上均为腹膜所包围（腹膜内位），并形成系膜，但也偶见腹膜外位，本研究中腹膜外位的出现率为 0.6‰。

三、结　肠

　　小儿出生时，根据位置，已经能区分结肠的升结肠、横结肠、降结肠和乙状结肠 4 部分。因为肠管的旋转在出生后仍在继续，故小儿结肠各部的肠管位置与成人尚有差别，可分为不同的走行类型，并有年龄的变化。根据形态，小儿的结肠特征性不明显，一般看不到结肠袋和肠脂垂，结肠带也欠发育。

（一）结肠的位置和走行分型

　　因小儿的肝相对较大且位置偏低，加之结肠的发育不完善且旋转不到位，故小儿结肠各部的位置和走行与成人有一定的差异。

　　1. 升结肠　始于盲肠，在右腰区沿右肾的前外侧上行，至肝右叶下方折转向左延续为横结肠，折转处形成结肠右曲（肝曲）。小儿升结肠投影部位一般较高，绝大多数位于右外侧区，少数可见于脐区、右季肋区和右腹股沟区。

　　（1）升结肠的走行分型：根据其走行及肠管形态，将小儿的升结肠分为垂直型、左斜型和弯曲型 3 种（图 1-58）。成人以垂直型居多，小儿则以左斜型居多，乳儿组、幼儿组、学龄前组、低学龄组和高学龄组左斜型出现率依次为 86.7%±6.2%、76.7%±7.7%、66.7%±8.6%、66.3%±8.8%、50.0%±9.1%。随小儿年龄的不断增长，肝位置的上移和升结肠的发育，左斜型的出现比例逐渐减少，垂直型的比例逐渐增加。

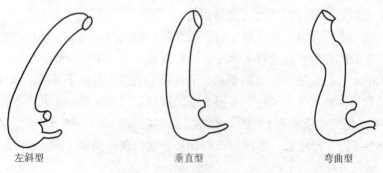

左斜型　　　　　　　　　垂直型　　　　　　　　　弯曲型

图 1-58　小儿升结肠的走行分型

　　（2）结肠右曲的位置测量：由于小儿的升结肠多偏向左上行，从而结肠右曲的位置偏左，或升结肠呈弧形过渡到横结肠而无明显右曲。将肝脏面等分为内侧、中间和外侧 3 部分，分类统计各年龄组小儿结肠右曲的位置：新生儿结肠右曲偏肝的内侧半下方，随年龄增长逐渐向外侧移位，逐渐到达肝外侧半的下方，I 组多数位于肝右叶脏面中 1/3 下方（41.4%±9.0%），II～V 组多数位于肝右叶脏面外侧 1/3 下方（46.7%±9.1%、60.7%±9.2%、53.6%±9.4% 及 68.0%±9.3%），结肠右曲随肝的位置相对上升和肠管的旋转而逐渐右移。另外，测量右髂嵴上缘最高点到结肠右曲的垂直高度（表 1-57，图 1-59），统计数据显示，随身长增加，两者的距离基本等距增长。

表 1-57　小儿结肠右曲距髂嵴上缘的高度　　　　　　　　单位：mm

组别	$\bar{x}\pm s$	$R_{min\sim max}$
Ⅰ	33.8±12.8	0.78～66.82
Ⅱ	51.2±15.7	10.69～91.71
Ⅲ	61.1±19.8	10.02～112.18
Ⅳ	82.2±22.2	24.92～139.48
Ⅴ	85.9±25.9	19.08～152.72

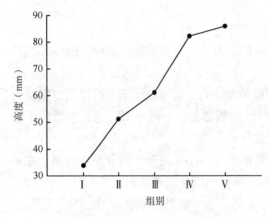

图 1-59　小儿不同年龄组结肠右曲距髂嵴上缘高度
分布曲线

2. 横结肠　始于结肠肝曲（右曲），左行至脾的内侧或下方，折转向前下延续为降结肠，折转处形成结肠脾曲（左曲）。小儿的横结肠及结肠左曲因受肝的位置、腹腔容积和肠管转位的影响，与成人有所差别。

由于横结肠为腹膜内位器官和肠管的充盈状态不同而位置个体差异较大。一般来说新生儿组和乳儿组横结肠较多位于脐区、左外侧区、右外侧区，结肠右曲多数位于脐区，少数位于右外侧区。自幼儿组以后，横结肠的投影位置逐渐上升，多数位于腹上区和左季肋区、右季肋区。结肠左曲一般变动不大，多数位于左季肋区与左外侧区交界附近。

（1）横结肠的走行分型：小儿出生时，因结肠的转位尚未完成，结肠右曲偏左，故横结肠一般偏于腹腔的左侧，且走行多水平。以后随着小儿的生长发育，横结肠长度的增长快于腹腔容积的增长，致使肠管弯曲下垂，形成单个或双个弧形下垂的结肠祥。本研究根据横结肠祥的数目，将其分为"一"字形、单凹形和双凹形 3 种。小儿各组横结肠的外观多呈"一"字形，出现率依次为 63.3%±8.8%、51.7%±9.1%、46.4%±9.4%、44.8%±9.2% 及 40.0%±8.9%。随年龄增长，单凹型或双凹型相继出现并增多（图 1-60）。

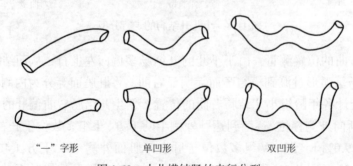

"一"字形　　　　　单凹形　　　　　双凹形

图 1-60　小儿横结肠的走行分型

（2）横结肠的体表投影：随着年龄增长，横结肠祥逐渐降低，但横结肠最低点的体表投影大多平脐及在脐的上方，出现率依次为 80.0%±7.3%、83.3%±6.8%、83.3%±6.8%、

93.3%±4.6%及 93.3%±4.6%。但其位置随年龄增长而上移，可能是小儿的腹腔容积（长径）增大快于横结肠的长度增长，而横结肠的高度相对上移所致。小儿横结肠肠袢（下垂）的最低点多数仍位于脐平面及其上方，显示小儿年龄越小，其肠袢最低点相对越低，因出生时肝大占据了腹腔的大部，横结肠的位置因此而偏低。出生后因腹腔容积增大较快，肝增长缓慢而使其肠袢逐渐回升，所以横结肠的位置也随之上移。

小儿横结肠的毗邻关系，由于受到肝的上移、肠管及其系膜的长短、腹壁肌的紧张度和肠管充盈状态等因素的影响变化较大。

（3）结肠左曲的位置测量：与结肠右曲的位置变化相比，结肠左曲的位置变化受发育的影响不大。以脾的最低点为定位，结肠左曲近半数位于脾的内侧，小儿不同年龄组出现率依次为 60.0%±8.9%、62.5%±8.8%、64.3%±9.1%、51.7%±9.3%及 60.0%±9.8%，并以靠近脾门下方者为多。余位于脾的下方，也可见个别位于脾的外侧或脾的后方。统计数据显示，随身长增加，两者的距离基本等距增长（表1-58，图1-61）。

经测量结肠脾曲位置高于肝曲 0.79～1.80cm，其距离均随小儿躯干长度增长而增大。

表 1-58　小儿结肠左曲距左髂嵴上缘高度　　　　　　　单位：mm

组别	$\bar{x} \pm s$	$R_{min \sim max}$
I	34.9±11.8	14.46～75.34
II	62.8±13.6	27.71～97.89
III	76.5±16.4	34.19～118.81
IV	95.9±22.9	36.82～154.98
V	103.9±24.3	41.21～166.59

3. 降结肠　始于结肠左曲，沿左肾的前外侧与腹壁之间下行，平左髂嵴上缘高度延续为乙状结肠。小儿降结肠的位置与毗邻关系，由于受到壁腹膜的限制，较升结肠、横结肠及乙状结肠恒定，在腹前壁上的投影部位均位于左外侧区。

降结肠的走行分为垂直型、右斜型及多曲型 3 型（图 1-62）。小儿均以右斜型占优势，出现率依次为 60.0%±8.9%、53.3%±9.1%、60.0%±8.9%、48.3%±9.3%及 46.7%±9.1%。随年龄增长和肠管的发育，小儿降结肠的走行有垂直型逐渐减少、多曲型逐渐增多的趋势。

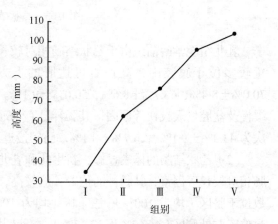

图 1-61　小儿不同年龄组结肠左曲距髂嵴上缘高度分布曲线

4. 乙状结肠　约在左髂嵴平面附近连接于降结肠，肠袢弯曲盘绕于腹腔下部及盆腔内之后转向下行，于第 1～3 骶椎前方续于直肠。乙状结肠的长度、位置及弯曲个体差异较大。小儿乙状结肠发育最早。

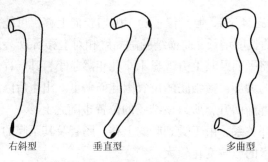

右斜型　　　　　垂直型　　　　　　多曲型

图 1-62　小儿降结肠的走行分型

（1）乙状结肠的走行分型：以腰骶椎前中线与骶骨岬平面为界，将乙状结肠（肠袢）的走行分为左盆型、左腹型、右盆型和右腹型 4 型，每型包括数个亚型，共 16 个亚型（图 1-63）。

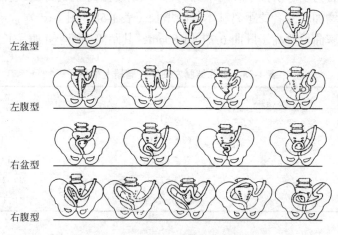

左盆型

左腹型

右盆型

右腹型

图 1-63　乙状结肠的走行分型

乳儿组至学龄前组由于乙状结肠相对较长和盆腔较为狭小等原因，乙状结肠肠袢的位置较多位于腹腔中，高位者可达肝的下方，其中以右腹型为最多，出现率依次为 70.0%±8.4%、66.7%±8.6%、50.0%±9.1%。至学龄组时，由于乙状结肠的长度增长相对缓慢及盆腔增大较快等原因，其肠袢已有 36.67%～40.0%进入盆腔中，此型逐渐减少，依次为 43.3%±9.1%、26.7%±8.1%，已较接近成人的位置。

（2）乙状结肠的体表投影：新生儿和乳儿，由于骨盆欠发育、盆腔容积较小及乙状结肠相对较长等因素，其肠袢的位置一般较高，从其腹前壁的投影来看，两组乙状结肠袢多数位于脐区（均为 100%）、腹下区（均为 100%）及左腹股沟区（73.37%和 76.67%），少数位于左外侧区（46.67%及 33.33%）、右外侧区（20.0%和 16.67%）和右腹股沟区（26.67%和 33.33%）。高学龄组，多数仅位于腹下区（100%）及左腹股沟区（83.33%），少数仍停留于脐区（13.33%）和左侧区（20.0%），已较接近成人的最后位置（图 1-64）。

小儿乙状结肠与周围器官的毗邻关系，可因乙状结肠充盈状态及肠袢的长短和走行而变化较大。当乙状结肠较短，肠管空虚呈收缩状态时，其表面常被小肠袢所覆盖，仅在左髂窝的边缘可见露出一小部分；当乙状结肠和系膜较长，肠管充盈呈扩张状态时，其便可浮于小肠袢的表面（或其间）而直接与腹前壁相接触，也可与下面的膀胱或子宫相接触。

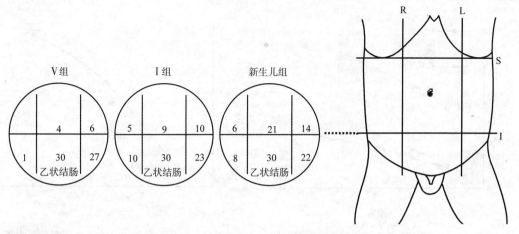

图 1-64　新生儿和小儿乙状结肠的体表投影

S. 两侧肋弓下缘连线；I. 两侧髂结节连线；R. 右腹股沟韧带中点延长线；L. 左腹股沟韧带中点延长线。图中数字代表例数

（二）结肠各部的形态发育变化

在位置发育变化的同时，小儿结肠的形态发育也因年龄而变化。

1. 结肠的长度发育变化　在尸体上沿结肠的长轴原位测量结肠 4 部的长度，在离体结肠上沿结肠长轴从回盲口的上端至第 3 骶骨的上缘测量小儿结肠的总长度。结肠各部的长度及总长度见表 1-59、表 1-60、图 1-65、图 1-66。从小儿不同年龄组结肠长度与身高关系指数分布曲线来看，其呈逐渐增长趋势，但小儿前 3 组结肠长度增长速度相对较快，男性快于女性。从结肠各部长度与结肠总长度的比值可以发现，升结肠和降结肠的增长速度较快，横结肠等比增长，而乙状结肠的生长速度随年龄增长而减慢。

表 1-59　小儿结肠各部长度测量　　　　　　　　　　单位：cm

组别	升结肠		横结肠		降结肠		乙状结肠	
	$\bar{x} \pm s$	$R_{min\sim max}$	$\bar{x} \pm s$	$R_{min\sim max}$	$\bar{x} \pm s$	$R_{min\sim max}$	$\bar{x} \pm s$	$R_{min\sim max}$
I	4.5±1.8	0.7~8.0	17.7±3.6	11.5~27.0	5.2±1.6	2.0~10.7	18.6±4.8	9.0~30.4
II	6.6±2.5	2.0~2.7	21.6±6.1	12.8~37.0	8.6±2.7	3.3~15.3	22.6±5.7	14.0~34.9
III	9.1±1.9	4.5~4.7	26.1±7.5	15.8~51.4	11.9±2.8	6.8~20.2	26.0±7.6	13.0~44.0
IV	10.4±3.3	5.1~0.5	28.9±7.50	16.0~48.0	12.2±3.7	7.5~22.0	29.9±8.1	13.9~48.0
V	12.1±3.3	4.2~4.0	31.0±7.3	17.2~55.0	13.7±3.1	7.9~23.3	30.5±6.2	14.5~50.0

表 1-60　小儿结肠总长度测量　　　　　　　　　　单位：cm

组别	$\bar{x} \pm s$	$R_{min\sim max}$
I	45.9±7.4	30.3~61.5
II	59.4±9.5	41.8~8.6
III	73.0±11.8	54.7~99.7
IV	81.3±11.7	59.6~100.6
V	87.2±10.9	63~109

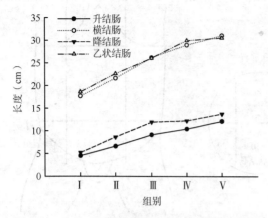

图1-65　小儿不同年龄组结肠各部长度分布曲线

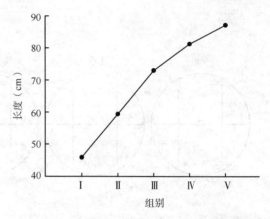

图1-66　小儿不同年龄组结肠总长度分布曲线

2. 结肠周径的发育变化　小儿不同年龄组结肠各部（外）周径均随其年龄和结肠长度增长而增大，其增速均慢于长度增长，但结肠各部周径与长度增长的比值并不相同。小儿升结肠周径与其长度之比，五组依次为 1∶10.53、1∶11.36、1∶10.56、1∶10.80 及 1∶9.6，显示小儿各年龄组的升结肠周径均以低于长度约 10 倍的速度递增，第V组周径增长略有加快的迹象（表1-61，图1-67）。

表 1-61　小儿结肠各部周径的发育变化　　　　　单位：mm

组别	升结肠		横结肠		降结肠		乙状结肠	
	$\bar{x} \pm s$	$R_{min\sim max}$	$\bar{x} \pm s$	$R_{min\sim max}$	$\bar{x} \pm s$	$R_{min\sim max}$	$\bar{x} \pm s$	$R_{min\sim max}$
I	43.5±8.3	31～65	47.1±11.3	21～75	42.6±10.2	24～75	45.7±8.4	29～63
II	52.3±11.8	31～77	49.3±9.9	37～66	45.2±11.1	32～84	51.0±13.0	36～80
III	69.1±13.5	45～110	68.1±18.9	45～110	62.0±12.3	44～90	67.0±17.8	40～105
IV	75.3±15.5	55～120	73.5±12.0	50～100	65.6±12.1	43～87	71.3±14.3	50～95
V	90.8±20.1	59～128	86.2±24.9	45～129	71.5±18.8	48～112	74.7±12.7	55～120

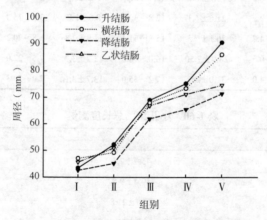

图 1-67　小儿不同年龄组结肠各部周径分布曲线

（三）结肠系膜的发育变化

横结肠和乙状结肠为腹膜内位器官，结肠系膜附于腹后壁、左髂窝和盆后壁，附着处称结肠系膜根。随着结肠的发育、肠管的旋转，结肠系膜及系膜根随之变化。结肠系膜的长度与结肠袢的形成及临床结肠扭转等急腹症的发生关系密切。

1. 横结肠系膜　以结肠系膜缘的两端为起、止点，测量结肠系膜缘的长度，游离系膜腹壁附着处，测量系膜根的长度。系膜和系膜根的长度随其肠管的长度增长而增长（表 1-62，图 1-68）。

表 1-62　小儿横结肠、系膜及系膜根的发育变化　　　　　单位：mm

组别	横结肠		横结肠系膜		横结肠系膜根	
	$\bar{x} \pm s$	$R_{min\sim max}$	$\bar{x} \pm s$	$R_{min\sim max}$	$\bar{x} \pm s$	$R_{min\sim max}$
I	17.7±3.6	11.5～27.0	36.3±8.5	18～57	84.3±14.3	68～159
II	21.6±6.1	12.8～37.0	54.8±13.3	33～73	114.9±20.8	71～162
III	26.1±7.5	15.8～51.4	67.2±13.9	43～92	132.3±18.7	100～180
IV	28.9±7.5	16.0～48.0	73.2±15.7	45～112	145.0±21.5	105～185
V	31.0±7.3	17.2～55.0	76.1±25.6	25～150	154.3±25.7	108～267

2. 乙状结肠系膜　小儿乙状结肠均被腹膜所包裹，其系膜上端位置高低不一。新生儿组和乳儿组位于髂嵴上方者为数较少，分别占 17.8% 和 13.33%，髂嵴上缘者次之，两组分别占 21.43% 和 26.67%，位于髂嵴下方者较多，新生儿组占 60.71%，乳儿组占 60.0%。高学龄组的系膜上端多数平髂嵴上缘（43.33%）和髂嵴下方（40.0%），少数位于髂嵴上方（16.67%）。幼儿组和学龄前组波动较大，未见明显的规律性及年龄特点。乙状结肠系膜和系膜根的长度随其肠管的长度增长而增长（表 1-63，图 1-69）。

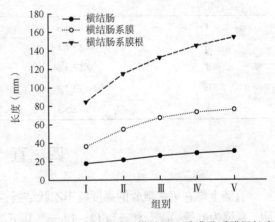

图 1-68　小儿不同年龄组横结肠、系膜及系膜根长度分布曲线

表 1-63　小儿乙状结肠、系膜及系膜根的发育变化　　　　　单位：mm

组别	乙状结肠		乙状结肠系膜		乙状结肠系膜根	
	$\bar{x} \pm s$	$R_{min\sim max}$	$\bar{x} \pm s$	$R_{min\sim max}$	$\bar{x} \pm s$	$R_{min\sim max}$
I	18.6±4.8	9.0～30.4	36.6±13.4	15～79	63.3±17.9	40～95
II	22.6±5.7	14.0～34.9	48.4±12.6	23～76	83.9±17.2	54～120
III	26.0±7.6	13.0～44.0	51.6±15.1	20～77	90.6±20.2	49～140
IV	29.9±8.1	13.9～48.0	53.9±12.7	26～80	100.6±21.5	54～140
V	30.5±6.2	14.5～50.0	56.8±17.2	20～100	106.8±22.2	26～129

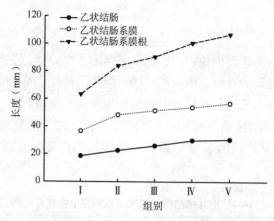

图 1-69　小儿不同年龄组乙状结肠、系膜及系膜根长度分布曲线

成人的升结肠和降结肠多为腹膜间位器官,小儿稍有差别。新生儿的升结肠属于腹膜间位器官居多,随着年龄的增长,其出现率增高,其他两类则随年龄增长而逐渐减少(表1-64)。降结肠在各年龄组的间位出现率依次为 80.0%、86.67%、93.33%、100.0% 及 100.0%。内位或外位者均属少见。

表 1-64　小儿升结肠与腹膜的关系($\bar{x}\pm s$,%)

组别	腹膜间位	腹膜内位	腹膜外位
I	70.0±8.4	13.3	16.7
II	83.3±6.8	10.0	6.7
III	93.3±4.6	3.4	3.3
IV	96.7±3.3	3.3	0
V	96.7±3.3	3.3	0

四、直　肠

直肠上端在第 3 骶骨的高度续于乙状结肠,在盆腔后部沿骶尾骨前面下行,穿盆膈入会阴,延续为肛管。成人直肠为 12～14cm,其下部管腔明显膨大称直肠壶腹。直肠并不直,在其下行的过程中,在矢状面和额状面均存在不同程度弯曲。从侧面观,直肠沿骶骨、尾骨前面下降时,先形成一弓凸向后的直肠骶曲,后绕尾骨尖转向后下方形成一弓凸向前的直肠会阴曲。除此前后方向的两个弯曲外,从前面观,直肠常偏离中线形成凸向左或右的侧曲。

直肠黏膜层富含黏液腺细胞,黏膜下层疏松,富含淋巴组织,并含有丰富的静脉丛,此静脉丛称直肠静脉丛,是肝门静脉侧支吻合的重要通路。黏膜层和黏膜下层共同凸向管腔,形成 3 个半月形的黏膜皱襞,称直肠横襞。直肠肌内环、外纵均匀分布。直肠的外膜为盆腔的盆筋膜,但直肠上段为腹膜间位器官,其前方和两侧有腹膜覆盖。

(一)直肠的起始部位

小儿直肠的起点一般位置较高,但个体差异较大。以乙状结肠系膜下端附着点作为直肠的起始部位，观察其位置与椎骨的对应关系。新生儿直肠起始部的位置偏高，超过半数位于第 1 骶骨的前方（占 60.0%），乳儿组多数平对第 2 骶椎（占 50.0%），幼儿组、学龄前组、低学龄组、高学龄组多数平对第 2～3 骶椎，依次占 70.0%、83.3%、73.3%、80.0%。随着年龄的增长，直肠起始部的高度逐渐下降，到高学龄组即基本与成人的位置相同。小儿直肠起始部的下降可能与盆腔的增大和乙状结肠系膜的增长相关。

（二）直肠的弯曲和膨大

直肠的弯曲包括矢状位的骶曲和会阴曲及冠状位的侧曲，新生儿的直肠多已形成各种弯曲。直肠下段管腔增粗形成直肠壶腹，壶腹内的横行黏膜皱襞即直肠横襞。

1. 骶曲和会阴曲 新生儿直肠骶曲和会阴曲的角度均较大，而且骶曲大于会阴曲，各组小儿两曲均较小，以后随年龄增长变化不大（表 1-65，图 1-70）。

表 1-65 直肠骶曲和会阴曲角度的年龄变化 单位：°

组别	骶曲		会阴曲	
	$\bar{x} \pm s$	$R_{min\sim max}$	$\bar{x} \pm s$	$R_{min\sim max}$
I	102.4±11.8	80～140	126.6±10.5	115～150
II	134.2±19.5	105～150	126.6±12.6	105～155
III	129.9±11.8	105～150	124.5±15.5	80～150
IV	128.1±18.9	40～175	122.7±13.9	95～155
V	116.9±15.8	80～140	127.3±9.1	110～145

2. 直肠侧曲 虽不如成人恒定，但常能见到，其角度不恒定。其出现率新生儿为 63.3%，乳儿组为 80.0%，幼儿组为 34.6%，学龄前组为 43.4%，低学龄组为 39.3%，高学龄组为 60.7%。从上述小儿不同年龄组观测结果看，小儿直肠从一出生就已形成各种弯曲，其规律性和年龄变化均不明显。可见以往有学者认为幼儿直肠较直（弯曲不明显），并将此作为小儿容易发生肠脱垂的论据是不够充分的。

3. 直肠壶腹和直肠横襞

（1）直肠壶腹：小儿直肠壶腹不如成

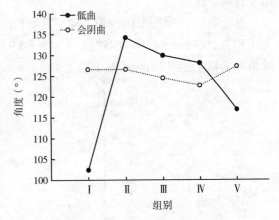

图 1-70 小儿不同年龄组直肠骶曲和会阴曲角度的年龄变化分布曲线

人明显，但大部分仍可明显观察到其管腔的扩张趋势，少部分不明显，而且与年龄组的关系也未显现，推测直肠壶腹的发育在较大年龄组才逐渐扩张明显。直肠壶腹出现率新生儿为 70.0%，乳儿组为 53.3%，幼儿组为 65.4%，学龄前组为 66.7%，低学龄组为 82.1%，高学龄组为 85.7%。笔者认为新生儿直肠壶腹出现率之所以较高，主要是因为其肠壁较薄、肠腔沉积胎粪较多而使肠管扩张。如胎粪不多或排出，则直肠壶腹反而不明显。

（2）直肠横襞：在直肠检查中具有临床意义，成人的直肠横襞已经较恒定，各直肠横襞距肛门的距离具有重要临床意义。小儿直肠壶腹内已能看到大小不等的直肠（黏膜）横襞，但其位置和数目多不恒定。本研究在 180 具小儿尸体中共观察到直肠横襞 428 个，其位置和数目均未发现规律性。数目少则 1 个，多则 4 个，其位置也无明显的年龄倾向分布。归纳其分布可见直肠前半的出现比例稍高（约 38%）（表 1-66）。

表 1-66　直肠横襞的位置

位置	例数	比例（%）
直肠前壁	107	25.0
直肠后壁	72	16.8
直肠左侧壁	60	14.0
直肠右侧壁	80	18.7
左前壁	33	7.7
左后壁	22	5.2
右前壁	22	5.2
右后壁	25	5.8
环状壁	7	1.6

小儿直肠横襞的位置、数目虽不恒定，但位置最低的一条横襞向下紧邻肛柱的上端（即肛直肠线），本研究将其称为直肠第 1 横襞，其出现率乳儿组为 96.7%，幼儿组为 84.6%，学龄前组为 93.3%，低学龄组为 64.3%，高学龄组为 100.0%。直肠第 1 横襞的出现未表现出发育规律性。

直肠第 1 横襞距肛门的距离随年龄增长而增大，乳儿组为（33.9±6.3）mm，幼儿组为（30.7±6.7）mm，学龄前组为（34.6±5.9）mm，低学龄组为（37.2±8.3）mm，高学龄组为（42.4±7.7）mm（图 1-71）。

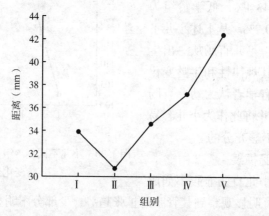

图 1-71　小儿不同年龄组直肠第 1 横襞与肛门距离分布曲线

（三）直肠的长度和周径

小儿直肠的长度和周径随年龄增长而增长，小儿直肠长度的增长与其身高增长相比，增速相对较慢（表 1-67，图 1-72）。

表 1-67 直肠长度和周径的年龄变化　　　　　单位：mm

组别	长度		周径	
	$\overline{x} \pm s$	$R_{min\sim max}$	$\overline{x} \pm s$	$R_{min\sim max}$
I	56.4±6.8	38.86～73.94	62.6±11.8	32.16～93.04
II	62.8±5.6	48.35～77.25	67.6±16.5	25.03～110.17
III	69.0±10.3	42.43～95.57	85.8±19.5	35.49～136.11
IV	82.7±14.2	46.06～119.34	97.4±19.8	46.32～148.48
V	99.6±11.1	70.96～128.24	106.2±21.6	50.47～161.93

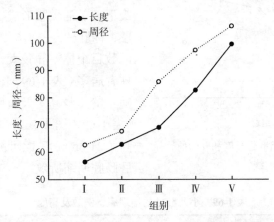

图 1-72 小儿不同年龄组直肠长度和周径分布曲线

直肠在第 1 横襞以下，黏膜逐渐形成若干条纵行皱襞，新生儿时常因胎粪的沉积而不明显。

五、肛　管

肛管又称直肠肛门部，为直肠位于盆膈以下的部分。

（一）肛管长度的年龄变化

小儿肛管随其年龄增长而增长，其平均长度新生儿组为 14.53mm，以学龄前组和高学龄组增长较快，性别差异不显著（表 1-68，图 1-73）。

表 1-68 小儿肛管长度和肛门前后径　　　　　单位：mm

组别	肛管长度		肛门前后径	
	$\overline{x} \pm s$	$R_{min\sim max}$	$\overline{x} \pm s$	$R_{min\sim max}$
I	18.27±2.33	12.26～24.28	15.4±1.27	12.12～18.68
II	18.89±2.03	13.65～24.13	16.04±3.19	7.81～24.27
III	21.42±3.01	13.65～29.19	17.17±3.53	8.06～26.28

续表

组别	肛管长度		肛门前后径	
	$\bar{x} \pm s$	$R_{min \sim max}$	$\bar{x} \pm s$	$R_{min \sim max}$
Ⅳ	22.14±3.59	12.88～31.40	17.98±2.85	10.63～25.33
Ⅴ	27.27±5.85	12.18～42.36	18.65±2.92	11.12～26.18

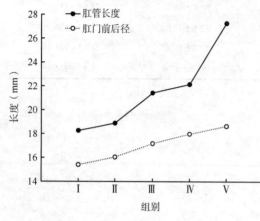

图 1-73　小儿不同年龄组肛管长度和肛门前后径分布曲线

（二）肛管内腔的形态发育变化

肛管内面的结构，出生时即已发育成形，并可清晰辨认。小儿肛管上部（及壶腹下部）的黏膜形成 5～16 条纵行黏膜皱襞，称肛柱（表 1-69，图 1-74）。小儿肛柱的数目个体差异较大，其中以 8～11 条肛柱者居多（表 1-69，图 1-75）。肛柱的高度随年龄（身高）及直肠的长度增长而增长（表 1-69，图 1-76），其中以乳儿组肛柱最高（21.6mm），此可能是乳儿组胎粪排出后肠腔回缩所致。

表 1-69　小儿肛柱的出现率、例数及高度

组别	出现率（%）	例数（$\bar{x} \pm s$）	高度（$\bar{x} \pm s$, mm）
Ⅰ	60.67	7.87±2.10	21.6±5.23
Ⅱ	79.54	10.54±2.53	19.17±5.51
Ⅲ	68.97	9.28±1.91	19.47±7.71
Ⅳ	68.57	9.43±2.85	18.43±9.24
Ⅴ	62.96	8.41±2.85	20.06±9.61

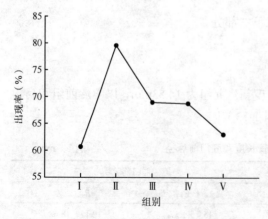

图 1-74　小儿不同年龄组肛柱出现率分布曲线

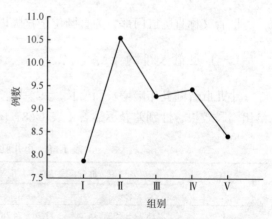

图 1-75　小儿不同年龄组肛柱数目分布曲线

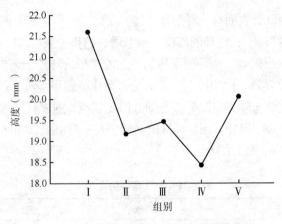

图 1-76　小儿不同年龄组肛柱高度分布曲线

　　肛柱上端的连线（平面）为肛直肠线。小儿肛直肠线位于直肠盆膈结合部上方（表 1-70，图 1-78）。新生儿肛直肠线位于直肠盆膈结合部上方的距离平均为 0.11mm，小儿肛直肠线与直肠盆膈结合部几乎处于同一平面。

　　肛柱下端之间由肛瓣相连，全部肛柱的下端与肛瓣连成齿状线。此线上方为黏膜，下方为皮肤，又称肛皮线。小儿齿状线位于直肠盆膈结合部下方（表 1-70，图 1-77）。齿状线以上部分的肛管来源于原肠末端的泄殖腔后份，上皮来自内胚层，为单层柱状上皮；齿状线以下部分的肛管则来源于原肛，上皮来自外胚层，为复层扁平上皮。齿状线上下两部分的动脉供应、静脉淋巴回流及神经支配均不相同。

表 1-70　小儿肛直肠线和齿状线分别至直肠盆膈结合部平面距离　　　　　　单位：mm

组别	肛直肠线至直肠盆膈结合部平面距离		齿状线至直肠盆膈结合部平面距离	
	$\bar{x} \pm s$	$R_{min\sim max}$	$\bar{x} \pm s$	$R_{min\sim max}$
I	1.24±4.46	10～－11	17.02±2.64	12～24
II	2.33±4.81	13～－9	24.27±5.44	16～40
III	3.30±7.84	23～－13	16.30±3.04	9～21
IV	1.77±7.08	24～－12	16.86±3.29	11～22
V	1.22±9.02	15～－18	19.26±3.38	10～26

"－"表示肛直线位于直肠盆膈结合部平面下方。

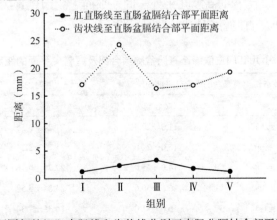

图 1-77　小儿不同年龄组肛直肠线和齿状线分别至直肠盆膈结合部平面距离分布曲线

齿状线下方，围绕肛管表面有一环形区，其表面覆以未角化的复层扁平上皮，光滑而略有光泽，称为痔环（即肛梳），痔环的高度呈逐渐增长趋势（表 1-71，图 1-78）。此处的皮肤借致密结缔组织与肌层附着。痔环的下缘为一条波浪形的环形线即白线（Hilton 线），此线为肛门内外括约肌分界处。白线以下，表面覆以角化的扁平上皮，颜色较深，皮肤皱褶，围绕肛门呈放射状。肛管与外界皮肤邻接处即肛门皮肤缘，围成肛管的出口即肛门。小儿肛门前后径测量值见表 1-68，其中，新生儿肛门前后径与王常林（1.24mm）和戴衡茹（1.3cm）的报道接近，但比童尔昌报道（0.9cm）的要大。

表 1-71　小儿痔环的高度　　　　　　　　　　　　单位：mm

组别	$\bar{x} \pm s$	$R_{min \sim max}$
I	4.48±0.46	3.29～5.67
II	4.67±0.84	2.50～6.84
III	4.95±0.81	2.86～7.04
IV	5.40±0.95	2.95～7.85
V	5.81±1.29	2.48～9.14

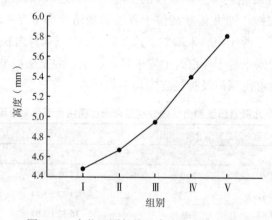

图 1-78　小儿不同年龄组痔环高度分布曲线

小儿肛门皮肤缘至直肠盆膈结合部及尾骨尖的距离非常接近，两者均随年龄增长而增大（表 1-72，图 1-79），两者的高度几乎处于同一平面上。因尾骨尖可在活体上摸到，故可借尾骨尖作为判断小儿直肠盆部与肛管的分界标志。

表 1-72　小儿肛门皮肤缘至直肠盆膈结合部及尾骨尖平面的距离　　　　单位：mm

组别	肛门皮肤缘至直肠盆膈结合部平面的距离		肛门皮肤缘至尾骨尖平面的距离	
	$\bar{x} \pm s$	$R_{min \sim max}$	$\bar{x} \pm s$	$R_{min \sim max}$
I	17.20±2.32	11.0～20.0	21.24±3.55	15～37
II	18.92±2.02	15.0～22.0	21.73±3.24	16～30
III	21.48±2.88	14.0～25.0	22.70±4.76	15～37
IV	22.18±3.95	16.0～30.0	24.54±5.52	14～36
V	26.85±6.35	16.0～41.0	26.35±7.34	14～48

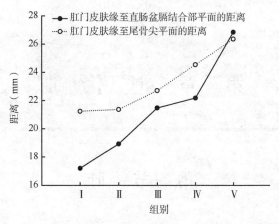

图 1-79　小儿不同年龄组肛门皮肤缘至直肠盆膈结合部及尾骨尖平面的距离分布曲线

小儿直肠和肛管的总长度随年龄（身高）增长而增长（表 1-73，图 1-80），均无明显性别差异（$P > 0.05$），与身高增长相比，直肠（长度）的增长速度相对较慢。

表 1-73　小儿直肠和肛管的总长度

组别	男+女			男			女		
	$\bar{x} \pm s$（mm）	$R_{min-max}$（mm）	CV（%）	$\bar{x} \pm s$（mm）	$R_{min-max}$（mm）	CV（%）	$\bar{x} \pm s$（mm）	$R_{min-max}$（mm）	CV（%）
I	74.7±8.3	53~87	11.07	74.9±6.7	68~86	9.0	74.6±9.1	63~87	12.21
II	81.7±7.1	62~95	8.66	82.5±6.7	68~91	8.11	80.6±6.9	66~96	8.52
III	90.5±10.5	66~116	11.65	91.9±11.2	66~116	12.19	86.4±7.7	73~100	8.90
IV	104.8±14.1	74~130	13.43	103.6±16.0	74~130	15.42	106.5±11.4	87~121	10.67
V	124.9±16.1	87~160	12.89	126.5±14.2	93~146	11.19	123.1±18.5	87~160	15.02

本研究资料显示，小儿大肠的平均长度：新生儿组为 45.59cm，乳儿组为 55.54cm，幼儿组为 73.85cm，学龄前组为 86.51cm，低学龄组为 96.78cm，高学龄组为 106.39cm，男女无明显差异，高学龄组已达到成人大肠长度（150cm）的 2/3。可见小儿大肠长度随着年龄的不断增长而增长，但增速逐渐变慢（图 1-81）。

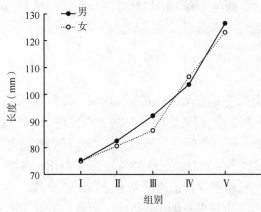

图 1-80　小儿不同年龄组直肠和肛管的总长度分布曲线

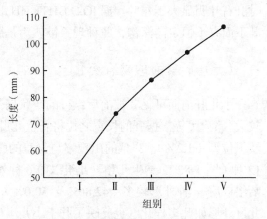

图 1-81　小儿不同年龄组大肠平均长度分布曲线

第二章　消　化　腺

第一节　肝

肝是人体内最大的消化腺，具有分泌胆汁、分解糖和储存糖原、解毒及吞噬、防御等作用。胎儿和新生儿肝相对较大，故其形状、大小、位置及毗邻关系于出生后都有较大变化。

年龄越小，肝脏相对越大。婴儿肝脏结缔组织发育较差，肝细胞再生能力强，不易发生肝硬化，但易受各种不利因素的影响，如低氧、感染、药物中毒等均可使肝细胞发生肿胀、脂肪浸润、变性坏死、纤维增生而肿大，影响其正常生理功能。婴儿时期胆汁分泌较少，故婴儿对脂肪的消化吸收功能较差。

一、肝　的　形　态

小儿肝的上（膈）面较膨隆，下（脏）面较平坦。出生时肝的上面已被纵行的镰状韧带分为左右两半，肝的下面借 H 形沟分为左叶、右叶及前方的方叶和后方的尾状叶，至此肝的各叶已发育成形。新生儿肝左叶相对较大，两叶发育近乎相等。据高亚利等新生儿尸解（沿肝镰状韧带垂直切面分为左、右半肝）观测，右半肝长 55.36mm，宽 61.34mm，厚 41.3mm，重 66.84g（占肝重的 53.7%）；左半肝长 49.25mm，宽 50.47 mm，厚 35.57mm，重 58.16g（占肝重的 46.53%）。出生以后肝左叶发育渐缓慢，肝右叶逐渐占优势，至成人时肝右叶明显大于左叶。据 Ю.Э.ВИТКИН 观察，新生儿有 10%尾状叶呈分叉状，有 15%肝下面有不恒定的深沟，此种现象被认为是胚胎时期肝分叶结构的痕迹反应。

（一）肝前面的发育变化

小儿肝前面可见其被前后纵行的镰状韧带分为左、右两半。其整体轮廓（外形）变化较大。邱治民等根据肝的长宽之比将新生儿肝分为 3 型，即适中型（87.2%）、横位型（11.6%）及纵位型（1.2%），3 型的出现率与自身的腹型一致。本研究资料显示，小儿肝的外形有 12 种（图 1-82），新生儿和乳儿组以前 6 种外形较多（70.0%及 53.33%），低学龄组、高学龄组以后 4 种外形较多（42.86%及 50.0%），幼儿组和学龄前组肝外形分布比较分散。小儿肝外形如此多样化，也反映了肝于小儿出生后（生长发育期）在大小、形状等方面不断发生变化。

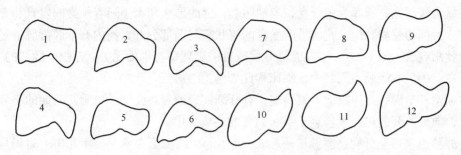

图 1-82　小儿肝外形的前面观

此图是用"投影仪"于前后位绘制的肝外形，共 12 种，是苗华的一种分类方法，与邱治民的分类方法不同

（二）肝上面的发育变化

小儿肝上面膨隆，与膈穹一致。前缘呈半弧形与腹前壁相适应，后缘稍凹嵌于脊柱前方。肝上面的右后部（大部分在右叶上）有一近似三角形的无腹膜覆盖区，并直接与膈肌相连，即肝裸区。尾状叶后部、腔静脉窝和右叶后部等均包括于裸区之内。肝裸区绝大部分位于肝右叶上面冠状韧带的两层之间，很小一部分可延伸至左叶上，此韧带的两端分别续于左、右三角韧带，前端汇合成镰状韧带的起始部。由于冠状韧带前后层在肝上面的附着线不同，其所形成的裸区形状也不同（图 1-83）。本研究资料显示，小儿肝裸区有 3 种外形，即裂隙形、三角形及梭形（纺锤形）。随着年龄和肝的体积不断增长，裂隙形逐渐被三角形和梭形所取代（表 1-74），裸区的面积也随之不断增大。

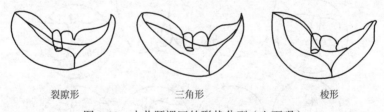

裂隙形　　　　　　　三角形　　　　　　梭形

图 1-83　小儿肝裸区的形状分型（上面观）

表 1-74　小儿肝裸区形状分型出现率分布

组别	裂隙形		三角形		梭形	
	出现率（%）	sp	出现率（%）	sp	出现率（%）	sp
I	46.67	9.11	40.00	8.94	13.33	6.21
II	36.67	8.80	43.33	9.04	20.00	7.30
III	33.33	8.61	40.00	8.94	26.67	8.07
IV	20.00	7.30	43.33	9.05	36.67	8.80
V	13.33	6.21	40.00	8.94	46.67	9.11

（三）肝下面的发育变化

小儿肝的下（脏）面比较平坦，出生时 H 形沟和分叶已发育成形。尾状叶发育良好，方叶因受胆囊窝的形状和左纵沟前部不同形态的影响而变化较大（图 1-84）。

右纵沟较浅宽，前部为胆囊窝，容纳胆囊，窝的形状和大小随着胆囊的发育和充盈程度而定。后部为腔静脉沟，此沟借已发育的尾状突与前部分开，沟内有下腔静脉通过，形成腔静脉窝或管（图1-85）。小儿腔静脉窝或管的出现率与年龄无关。近腔静脉沟的上端，可见肝左、中、右静脉注入其中，临床称此处为第二肝门。

左纵沟较窄深，此沟前部不太恒定，有肝圆韧带通过。此韧带由胎儿时期的脐静脉闭锁而成，向前离开此沟而被包裹于镰状韧带的游离缘中。

脐静脉由脐环至肝的脐静脉切迹，长5～6cm，约位于中线上。胎儿出生时仍具有管腔，管壁较厚。脐静脉肝下面一段被挤入肝左叶、右叶之间的沟底内，切除肝尾状叶，分开左叶、右叶，方可见脐静脉、脐静脉与门静脉的交通支和静脉导管全貌。由于胎儿时期肝下脐静脉一段与肝左叶的毗邻关系时有变异，此沟的前部变异较大（图1-85）。左纵沟的后部比较恒定，内容静脉韧带，为胎儿时期静脉导管的遗迹。

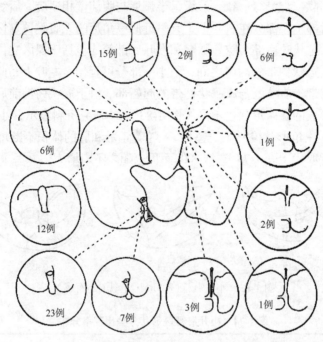

图1-84　新生儿肝的下（脏）面观

二、肝的度量

有关小儿肝脏度量的研究，早在20世纪30年代初国外即有报道。从20世纪60年代起国内对我国小儿尸解标本、尸检标本和活体肝脏的度量先后作了一些报道。

（一）肝各径线的发育变化

据本研究资料（表1-75，表1-76，图1-85，图1-86），小儿不同年龄组肝的长（左右径）、宽（前后径）、厚（上下径）均随小儿年龄增长而增长，其中，新生儿组和乳儿组肝的各径均为女性＞男性，从幼儿组向后男性患儿增长加快，均为男性＞女性。

据 Ruge 报道，新生儿（固定标本）肝的长、厚、宽（高）分别为 110mm、80mm、75mm，比本研究同龄组资料（100.81mm、63.4mm、42.87mm）略大。

据赵军等报道，胎儿 6～7 个月、8～9 个月及 10 个月肝长依次为 7.55cm、10.35cm、11.78cm，肝宽为 4.39cm、6.30cm 及 7.80cm，肝厚为 2.43cm、2.74cm、2.81cm，显示肝的厚度在胎儿时期变化不大。此点与出生后小儿肝的厚度增长规律不太一致。

表 1-75　男童肝的各径测量　　　　　　　　　　　　单位：mm

组别	长（左右径）		厚（上下径）		宽（前后径）	
	$\bar{x}\pm s$	$R_{min\sim max}$	$\bar{x}\pm s$	$R_{min\sim max}$	$\bar{x}\pm s$	$R_{min\sim max}$
Ⅰ	128.00±17.99	94～115	53.65±7.05	40～66	67.80±7.67	51～81
Ⅱ	167.80±19.46	141～209	89.30±12.64	65～105	72.38±14.19	53～110
Ⅲ	179.86±17.20	146～216	107.95±13.56	80～128	74.92±10.69	58～94
Ⅳ	200.83±16.18	172～228	114.75±13.21	92～130	87.50±11.72	73～112
Ⅴ	199.50±25.42	140～227	118.00±14.94	91～127	131.38±22.38	91～150

表 1-76　女童肝的各径测量　　　　　　　　　　　　单位：mm

组别	长（左右径）		厚（上下径）		宽（前后径）	
	$\bar{x}\pm s$	$R_{min\sim max}$	$\bar{x}\pm s$	$R_{min\sim max}$	$\bar{x}\pm s$	$R_{min\sim max}$
Ⅰ	126.43±16.11	107～150	58.14±9.94	46～80	68.63±8.06	53～84
Ⅱ	150.20±17.40	122～188	86.80±6.98	70～102	68.60±8.91	57～89
Ⅲ	170.13±8.51	150～188	91.63±9.10	83～110	73.30±14.06	60～105
Ⅳ	196.79±23.61	148～230	115.50±15.03	91～138	88.75±10.22	72～113
Ⅴ	196.36±22.41	161～241	104.45±17.29	65～123	122.36±28.81	83～176

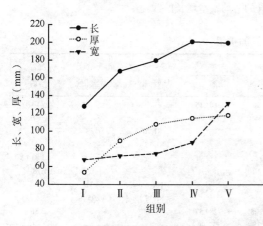

图 1-85　小儿不同年龄组男童肝各径分布曲线

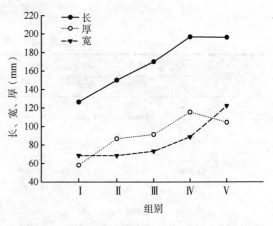

图 1-86　小儿不同年龄组女童肝各径分布曲线

（二）肝重量的发育变化

关于小儿肝的重量，据本研究资料，小儿 5 个年龄组依次为 237.26g、409.00g、613.79g、

829.29g 和 889.43g（表 1-77，图 1-87），与国内外的有关报道不太一致（表 1-78），究其原因，可能与材料来源、标本制作、测量方法及种族、地区和个体差异等诸多因素有关，但均呈逐渐增长的趋势，从其各组增速来看幼儿组以前一般增速较快。除孙尔玉的报道资料外，新生儿组和乳儿组肝的平均重量均为女性＞男性，其他年龄组均为男性＞女性（表 1-77）。

表 1-77　肝的重量　　　　　　　　　　　　　　单位：g

组别	男		女	
	$\bar{x} \pm s$	$R_{min\sim max}$	$\bar{x} \pm s$	$R_{min\sim max}$
I	232.14±86.86	138～385	242.74±102.74	134～442
II	422.00±104.19	272～675	399.25±81.92	245～500
III	625.81±162.65	345～912	589.75±191.05	470～1053
IV	840.23±182.22	560～1233	819.14±160.53	500～1036
V	953.10±179.33	755～1280	834.25±219.55	530～1283

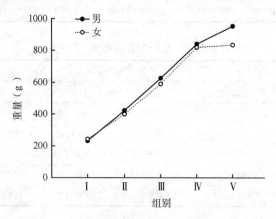

图 1-87　小儿不同年龄组肝的平均重量增长曲线

表 1-78　儿童肝的重量

年龄	刘子君的资料		孙尔玉的资料		合计		年（月）增加值	年（月）增加率（%）	发育倍数
	例数	平均值	例数	平均值	例数	平均值			
1～30 天	23 (21)	108.92 (110.66)	67 (33)	98.48 (100.03)	90 (54)	101.15 (104.17)			1 (1)
							81.76 (81.55)	80.83 (78.28)	
31～6 个月	71 (60)	152.51 (169.19)	84 (50)	208.61 (205.54)	155 (110)	182.91 (185.71)			1.81 (1.78)
							106.66 (87.19)	58.31 (46.95)	
7～12 个月	19 (17)	248.68 (242.35)	189 (122)	293.68 (277.16)	208 (138)	289.57 (272.90)			2.86 (2.19)
							78.75 (78.22)	27.20 (28.66)	
1～3 岁	71 (60)	331.65 (334.52)	237 (212)	379.31 (355.82)	308 (272)	268.32 (351.12)			3.64 (3.37)
							154.45 (139.39)	41.93 (39.70)	

续表

年龄	刘子君的资料		孙尔玉的资料		合计		年（月）增加值	年（月）增率（%）	发育倍数
	例数	平均值	例数	平均值	例数	平均值			
4～6 岁	38（23）	486.87（459.96）	121（100）	534.05（497.54）	159（123）	522.77（490.51）			5.17（4.71）
							142.23（154.24）	27.21（31.44）	
7～9 岁	24（5）	597.48（537.98）	73（48）	687.33（655.88）	97（53）	665.00（644.76）			6.57（6.20）
							206.61（164.81）	31.07（25.56）	
10～11 岁	6（5）	850.00（675.00）	32（22）	875.66（840.14）	38（27）	871.61（809.56）			8.62（7.77）
							28.68（105.12）	3.29（12.98）	
12～14 岁	13（3）	759.23（988.33）	42（25）	943.95（905.84）	55（28）	900.29（914.68）			8.90（8.78）
							244.55（218.15）	27.16（23.85）	
15～17 岁	10（2）	1067.70（1215.00）	47（34）	1161.21（1128.00）	57（36）	1144.84（1132.83）			11.32（10.87）
							128.82（41.36）	11.25（3.65）	
18～20 岁	18（10）	1338.40（1158.40）	55（38）	1258.36（1178.68）	68（48）	1273.66（1174.46）			12.59（11.27）

注：括号内为女性数据。

小儿出生 1 个月之后肝仍在快速地增长，婴儿时期肝的重量每个月增长不尽相同（表 1-79），但从其增长的百分比来看，3～4 个月、4～6 个月、6～7 个月、7～8 个月组身长和体重增长较多，依次为 17.8%、17.96%、12.22% 和 9.86%（林久治）及 14.29%、17.5%、13.5% 和 11.89%（Cappoletta）；但与 Schulz 报道资料相比，肝重以 1～2 个月、2～4 个月、4～5 个月、5～6 个月组增长较多，依次为 14.26%、13.88%、14.57% 和 11.21%，以后增长率逐渐下降。

表 1-79 婴儿不同月龄组肝的平均重量

年龄	身长(cm)		体重(kg)		肝重(g)	
	例数	均数	例数	均数	例数	均数
<24 小时	24	49.3	24	3.0	21	100.2
1～7 天	180	49.7	182	3.0	147	114.3
8～14 天	100	49.7	100	3.0	81	124.1
15～21 天	58	50.7	58	3.0	44	132.9
22～30 天	60	50.8	59	3.0	47	128.9
1 个月～	143	52.9	143	3.6	99	151.5
2 个月～	103	55.2	104	4.3	50	163.9
3 个月～	67	58.3	66	4.9	28	170.7
4 个月～	67	61.1	67	5.5	40	201.0
5 个月～	64	63.9	64	6.2	36	237.1
6 个月～	55	65.1	55	6.6	37	241.4
7 个月～	61	66.5	61	6.7	35	270.9

续表

年龄	身长(cm)		体重(kg)		肝重(g)	
	例数	均数	例数	均数	例数	均数
8个月～	50	69.9	50	7.7	37	297.6
9个月～	51	70.0	51	7.6	29	303.5
10个月～	52	71.6	52	8.0	30	304.9
11个月～	33	73.6	32	8.6	17	306.9
1岁～	229	75.7	227	8.9	148	349.7
1.5岁～	96	79.5	95	9.3	63	385.8
2岁～	96	85.2	97	10.6	57	433.2
3岁～	60	92.7	59	13.5	46	515.9
4岁～	52	99.5	50	14.7	30	571.6
5岁～	53	104.5	53	16.0	43	627.8
6岁～	42	111.2	41	17.9	26	629.0
7～9岁	70	120.1	70	22.7	45	752.4
10～14岁	78	133.2	81	26.1	32	877.9

三、肝的位置毗邻和体表投影

小儿肝相对较大，其下界的位置较低，特别是新生儿肝，几乎占据腹腔的上半部（6/9区），故而使两侧肋弓和腹前壁隆起，形成婴幼儿的特有腹形。正常小儿肝大小的界限与年龄相关。新生儿至1岁，肝脏的右下缘位于右锁骨中线肋缘下1～3cm；3岁以内大部分在肋缘下1～2cm；4岁以后少数小儿肝在肋缘下1cm以内，大多数小儿肝平肋缘。

（一）肝位置的发育变化

据本研究观察，新生儿组肝占据右季肋区、腹上区、右外侧区（均为100.0%），脐区（93.33%）、左季肋区（86.67%）和左外侧区（53.33%）。乳儿组肝的下界略有回升，即占据右季肋区、腹上区（均为100.0%），右外侧区（80.0%）、左季肋区（56.67%）、脐区（53.33%）和左外侧区（6.67%）。由于胎儿出生后肝的增长速度逐渐减慢，至高学龄组（11～14岁），肝的下界已回升至接近正常成人肝下界的位置，即大部分位于右季肋区、腹上区（均为100.0%），小部分达左季肋区（67.67%）和右外侧区（10.0%）。

小儿肝上面和前面与膈和腹前壁相邻，并随呼吸上下移动。新生儿和乳儿、幼儿肝周结缔组织发育较差，故肝的移动性较大。因为此年龄阶段肝的体积较大，故其前面与腹前壁接触面也大，因而在腹上区很容易触及大块的肝，而成人则触及很少。

（二）肝毗邻器官的发育变化

小儿肝下（脏）面所毗邻的器官与成人略有不同。新生儿肝右叶下面与右肾、右肾上腺、结肠右曲及小肠袢等接触；肝左叶下面与胃、脾和横结肠左段等接触。由于胎儿出生后肝左叶发育落后于右叶，从而其肝左叶与胃、脾的关系也发生了变化，此时由于肝和脾之间有胃，从而肝、脾之间的接触面变小。当横结肠充满胎粪时，小肠袢可离开肝的下面而下移，当胃空虚时，整个胃或部分为肝的左叶所掩盖而离开腹前壁，此时腹上区能触到的只是肝（右叶）而触不到胃。当胃充盈时，胃则凸出于肝的前（下）缘而与腹前壁接触。若乙状结肠过长和肠管充满胎粪或气体，其也可上升毗邻于肝的下面。小儿肝的后缘（面）比较固定，有较大的范围与膈脚、下腔静脉和食管等相邻，此变化不大。

（三）肝的体表投影

关于小儿肝的体表投影资料较少。由于小儿处于生长发育阶段，肝的位置和形态也处于不断的变化中，加上采用标本（尸体或活体）和观测方法的不同，其观测结果也不尽一致。小儿肝上界与成人肝上界投影（右锁骨中线交第 5 肋，胸骨中线交胸剑联合，左锁骨中线交第 5 肋间）比较接近（表 1-80）。

表 1-80 小儿肝上界体表投影

组别	右腋中线 平第 7～8 肋		右锁骨中线 平第 5～6 肋		前正中线 平胸剑联合下（mm）		左锁骨中线 平第 5～6 肋
	占比（%）	sp	占比（%）	sp	$\bar{x}\pm s$	$R_{min-max}$	占比（%）
I	70.0	8.37	76.67	7.72	2.03±9.16	−18～19	73.33±8.07
II	71.43	8.54	78.57	7.75	4.14±10.0	−10～20	75.0±8.18
III	72.0	8.98	84.0	7.33	4.55±9.84	−14～19	76.0±8.54
IV	69.23	9.05	76.92	8.26	5.06±10.37	−13～22	80.77±7.73
V	57.14	9.35	85.71	6.61	5.54±11.38	−18～22	85.71±6.61

注：−表示位于胸剑联合上方。

据浙江大学医学院附属儿童医院小儿活体健康检查报告，肝的上界位于右乳头线上第 4 肋间者，2～12 个月（婴儿组）为 100%，1～3 岁组为 98.84%，4～6 岁组为 96.44%，7～10 岁组和 11～14 岁组多位于第 5 肋间，分别占 58.87% 和 70.86%。与叶桂堂等小儿体检资料相比，后者肝上界（右锁骨中线上）<1 岁组 66.1% 位于第 4 肋间；1 岁、2 岁、3 岁、4 岁组多数位于第 5 肋上，依次占 52.4%、84.4%、86% 和 56%；5 岁和 6～7 岁组多数位于第 5 肋间，分别占 82% 和 92%，与前者资料差异较大。与小儿尸解资料（表 1-80）相比，小儿活体肝的上界位置较高，尤其在学龄前，其差异可能与小儿尸体标本经防腐固定后肝脏不同程度的收缩和下降有关。

由于出生后小儿躯干增长较快，肝的增长相对较慢，小儿肝下界除胸骨中线投影点（因上方有心脏所在）略偏低外，余处均呈逐渐上升趋势（表 1-81）。至高学龄组，在左、右锁骨中线上很少看到肝的下缘露出于肋弓之下，只有在右腋中线和腋前线的肋弓下方仍能看到小部分肝的下缘。

小儿肝的左端点，随年龄的不断增长和肝的相对上移而逐渐向上内侧移位，新生儿肝左端点 70% 位于左腋中线上第 6～8 肋间，至高学龄组时，多数已达左腋前线与左锁骨中线之间的第 5～6 肋，但较成人仍偏外侧。

表 1-81　小儿肝下界体表投影　　　　　　　　　　单位：mm

组别	右腋中线第 10 肋下		右锁骨中线肋弓下		前正中线平胸剑联合下		左锁骨中线肋弓下	
	$\bar{x}\pm s$	$R_{min\sim max}$	$\bar{x}\pm s$	$R_{min\sim max}$	$\bar{x}\pm s$	$R_{min\sim max}$	$\bar{x}\pm s$	$R_{min\sim max}$
I	35.71±19.34	0～76	24.02±19.55	−3～67	44.13±16.79	16～82	18.5±14.03	−15～40
II	30.33±18.67	0～52	19.37±18.09	−25～47	45.25±17.98	15～82	7.92±15.59	−20～33
III	20.21±9.61	−5～60	14.93±19.46	−16～55	51.73±19.15	28～87	0.55±19.6	−30～20
IV	16.94±19.64	0～67	10.93±14.36	−10～29	52.29±16.87	20～76	−10.64±18.3	−40～10
V	12.11±28.83	−30～60	−0.14±28.9	−50～78	56.7±25.8	0～100	−19.86±25.15	−50～5

注："−"表示位于肋弓上方。

据国内一些小儿活体检测资料，小儿 1～7 岁的肝下界，在右锁骨中线上露出于肋弓下方 0.31～2.19cm，在胸骨中线上露出于剑突下方 1.25～3.03cm（小儿胸骨占 1～1.5cm），均比尸解相应年龄小儿观察的肝下界位置要高。表 1-81 中资料显示小儿肝的下缘在右肋弓下方逐渐上移，在剑突下方表现不明显，在邓尊六等的资料中未见明显规律性。石树中、王玉湘和高亚利等报道，新生儿肝下界在右锁骨中线肋弓下方分别为 2.31cm、2.87cm 和 2.73cm，与以上列述的我国资料比较接近。据 ф.И.Валбкер 的资料，新生儿组肝下界露出于剑突下方 3.5～4.0cm，右锁骨中线肋弓下方 2.5～4.0cm（婴儿组为 2～3cm，3～7 岁组为 1.5～2.0cm）；据 Metterheimer 的资料，新生儿肝下界在右腋中线肋弓下方 4.5cm，右锁骨中线肋弓下方 3.5cm，胸骨中线、剑突下方 3.5～4.9cm，左锁骨中线肋弓下方 3.5cm；可见国外两学者有关肝下界在右锁骨中线肋弓下和剑突下方的数据近似。

四、肝外胆道系统

胆道系统是肝向十二指肠排泄胆汁的一套特殊管道系统，起于肝内毛细胆管，终于肝胰壶腹，分肝内胆管与肝外胆管两部分。肝内部分包括毛细胆管、小叶间胆管、肝段和肝叶胆管。肝外部分包括储存胆汁的胆囊和输送胆汁的肝左管、肝右管、肝总管、胆囊管、胆总管。

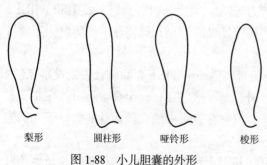

梨形　　圆柱形　　哑铃形　　　梭形

图 1-88　小儿胆囊的外形

（一）胆囊的发育变化

1. 胆囊形态　小儿胆囊出生时已发育成形。邱治民观察新生儿胆囊为长袋形；廖亚平描述为管状；ф.И.Валбкер 记述新生儿胆囊较长，呈梭形，12 岁时渐较圆，中年人呈梨形。据本研究小儿尸解观察，小儿胆囊多为梨形，少数为圆柱形、哑铃形或梭形（图 1-88，表 1-82）。其形态变化与小儿胆囊内胆汁的多少、发育程度和功能状态有一定关系。

表 1-82 胆囊的形状分类（%）

组别	梨形	圆柱形	哑铃形	梭形
I	46.67±9.11	30.0±8.37	16.67±6.8	6.66±4.56
II	50.0±9.13	26.67±8.07	13.33±6.21	10.0±5.48
III	53.33±9.11	23.33±7.72	16.67±6.8	6.67±4.56
IV	60.0±8.94	26.67±8.07	10.0±5.48	3.33±3.28
V	73.33±8.07	16.67±6.8	10.0±5.48	—

2. 胆囊度量 据本研究资料（表 1-83，图 1-89），小儿胆囊的长度以乳儿组和幼儿组增长较快，其组增率分别为 28.58%和 28.09%。宽度以幼儿组（II组）增长最快（组增率为 48.09%），其次为低学龄组（IV组）和学龄前组（III组），组增率分别为 21.03%和 15.21%。据 И. И. Coснвика 资料，俄国人的胆囊长度新生儿为 3.4cm，5 个月以前为 4cm，6~12 个月为 5.05cm，1~3 岁为 5.6cm，4~6 岁为 6.9cm，7~9 岁为 7.4cm，10~12 岁为 7.7cm，均比我国同龄小儿胆囊长。

表 1-83 胆囊长度和周径　　　　　　单位：mm

组别	胆囊长度		胆囊周径	
	$\bar{x}±s$	$R_{min~max}$	$\bar{x}±s$	$R_{min~max}$
I	42.11±7.01	32~58	35.26±6.12	24~45
II	53.94±8.99	39~76	52.22±10.4	36~80
III	57.20±10.42	42~73	60.17±8.86	44~73
IV	60.23±6.44	42~92	72.81±11.69	54~99
V	62.72±8.55	51~84	74.84±12.35	47~96

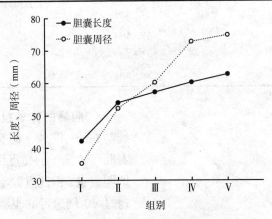

图 1-89 小儿不同年龄组胆囊的长度和周径增长曲线

据其他资料记载，新生儿胆囊长度为 20~30mm，宽度为 12mm，成人胆囊长为 80~120mm，宽为 30~50mm（廖亚平）；胆囊内胆汁的重量，乳儿组为 0.3~1.5g，1 岁为 5.32g，成人为 13~17g（Jakubowitsch）；胆囊容量，1~3 个月为 3.2ml，1~3 岁为 8.5ml，6~9 岁为 33.6ml，成人为 50~65ml（Geptner）。以上资料均反映小儿胆囊在其生长发育过程中逐渐增大。

3. 胆囊位置与毗邻　胆囊位于肝下（脏）面的胆囊窝内。据本研究观察，新生儿和乳儿、幼儿胆囊常紧贴于胆囊窝内，因其间的结缔组织较少而较固定，以后由于结缔组织发育而填充其间，故三者结合也变得疏松。

小儿胆囊底与肝前缘的位置关系有 3 种类型（表 1-84）。从表 1-84 来看，缘上型随年龄增长逐渐有所减少，缘下型有所增加，显示小儿胆囊底随其不断增长发育而有逐渐向肝前（下）缘突出的倾向。小儿胆囊底与肝前（下）缘之间的距离，除新生儿胆囊底位于肝前（下）缘的上方–0.6mm（–8～6.5mm）外，其余各组胆囊底均位于肝前（下）缘下方（表 1-85，图 1-90）。从上述观测结果来看，小儿胆囊底随年龄增长和自身的发育而逐渐增长并向下凸出于肝前（下）缘。由于胆囊发育和自身充盈程度的不同，不但其形状和度量可直接受影响，而且其底部与肝前（下）缘之间的位置关系也将受影响，故有关资料之间差异较大。

表 1-84　胆囊底与肝前缘的位置关系（%）

组别	缘上型	平缘型	缘下型
Ⅰ	36.67±8.80	30.0±8.37	33.33±8.61
Ⅱ	32.14±8.83	21.43±7.75	46.43±9.42
Ⅲ	35.71±9.05	17.86±7.24	46.43±9.42
Ⅳ	38.46±9.54	15.38±7.08	46.15±9.78
Ⅴ	32.14±8.83	14.29±6.61	53.57±9.42

表 1-85　胆囊底与肝前缘的距离　　　　　　　单位：mm

组别	$\bar{x}\pm s$	$R_{min\sim max}$
Ⅰ	0.82±3.48	–8～12
Ⅱ	1.28±3.91	–9～10
Ⅲ	1.89±5.34	–11～14
Ⅳ	2.17±7.11	–8～18
Ⅴ	2.88±9.36	–15～17

注：–表示不到肝前缘的距离。

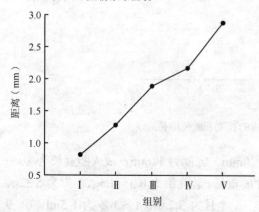

图 1-90　小儿不同年龄组缘下型胆囊底与肝前缘的距离分布曲线

4. 胆囊的体表投影　通常将右锁骨中线与右肋弓（缘）的交点或右腹直肌外缘与右肋弓（缘）的交点作为胆囊底的投影点，即胆囊点，但此点并不十分恒定。Carmichea通过 10 例患者的胆囊造影发现，其中 1 例（10%）胆囊底位于胆囊点，4 例（40%）位于此点的上方，5 例（50%）位于此点的下方，上下移动范围可达 12cm。据侯守仁对40 具成人和儿童尸体观察，胆囊底投影于该点者也只有 9.5%。据张树平等对 40 具成人和 5～12 岁儿童尸体观察，成人胆囊底投影于胆囊点者占 19.6%，儿童仅占 4.2%，也显示胆囊底的投影点更多地散在于此点的周围，而并不局限于胆囊点。

据本研究不同年龄组小儿尸解资料（表 1-86），新生儿组胆囊底的投影点，因其肝大而位置较低（右肋弓下方 39.1mm）和偏向内侧（右腹直肌外缘内侧 8.84mm）；至高学龄组时，因肝发育较慢，其下（前）缘上移而位置较高（右肋弓上方 10.22mm）和偏向外侧（右腹直肌外缘外侧 16.87mm）。小儿在出生后的生长发育过程中，随着年龄的不断增长，胆囊底由下内方逐渐移向上外方（图 1-91）。

表 1-86　胆囊底投影点分布　　　　　　　　单位：mm

组别	腹直肌外侧缘		肋弓下	
	$\bar{x}\pm s$	$R_{min\sim max}$	$\bar{x}\pm s$	$R_{min\sim max}$
I	2.10±13.18	−28～28	23.54±13.52	8～65
II	7.86±15.43	−20～34	15.90±15.35	−5～57
III	10.2±16.97	−15～45	6.23±16.8	−19～46
IV	12.23±20.56	0～82	1.46±25.6	−39～46
V	16.87±21.84	−2～76	−10.22±36.99	−80～54

注："−"表示腹直肌外侧缘内侧或肋弓上方。

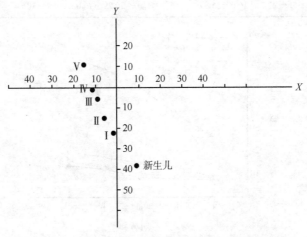

图 1-91　小儿不同年龄组胆囊底投影坐标示意图
X轴，通过两侧肋弓最低点连线；Y轴，通过右腹直肌外缘垂线

此外，肝的形状、位置和大小，胆囊的形态和位置，腹直肌的宽度及呼吸和体位等因素，均可对胆囊底的投影位置产生较大影响。

小儿胆囊除贴邻胆囊窝一面外，其余三面绝大多数均被腹膜所覆盖（表 1-87），5 组小儿胆囊多数为腹膜间位，其出现率依次为 90.0%、96.67%、90.0%、93.33% 及 93.33%，未见其年龄差异及规律性。露出于肝前（下）缘的胆囊底均为腹膜所覆盖，此类胆囊均为腹膜内位。

（二）胆道系统的发育变化

肝外胆道包括肝左管、肝右管、肝总管、胆囊管和胆总管（表 1-88～表 1-90，图 1-92～

图 1-94)。

表 1-87 胆囊与腹膜关系

组别	腹膜内位（%）	腹膜间位（%）	腹膜外位（%）
I	3.33±3.28	90.0±5.58	6.67±4.56
II	—	96.67±3.28	3.33±3.28
III	3.33±3.28	90.0±5.58	6.67±4.56
IV	—	93.33±4.56	6.67±4.56
V	3.33±3.28	93.33±4.56	3.34±3.28

表 1-88 肝外胆道各段平均长度分布　　　　　　　单位：mm

组别	肝左管		肝右管		肝总管		胆总管	
	$\bar{x}\pm s$	$R_{min\sim max}$	$\bar{x}\pm s$	$R_{min\sim max}$	$\bar{x}\pm s$	$R_{min\sim max}$	$\bar{x}\pm s$	$R_{min\sim max}$
I	7.60±1.59	4～12	8.63±0.91	5～8	8.92±2.08	6.5～13.5	27.03±4.40	21～34
II	7.95±1.50	5～12	8.98±2.03	6～10.3	13.33±5.71	9～23	36.67±7.26	23～50
III	8.55±4.98	3～21	10.36±5.82	4～22	15.29±4.92	8～28	48.40±8.09	33～61
IV	12.44±4.93	6～21	13.00±5.59	6～26	17.46±5.20	10～28	56.57±7.77	4～73
V	14.00±4.79	6～21	16.09±5.97	6～24	20.29±7.40	9～30	62.03±8.49	45.5～79

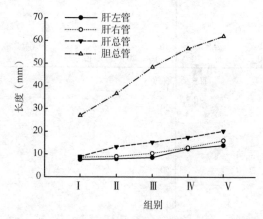

图 1-92 小儿不同年龄组肝外胆道各段平均长度分布曲线

表 1-89 胆囊管平均长度及外径　　　　　　　单位：mm

组别	胆囊管长度		胆囊管外径	
	$\bar{x}\pm s$	$R_{min\sim max}$	$\bar{x}\pm s$	$R_{min\sim max}$
I	7.68±1.93	4.5～11.5	2.23±0.26	1.8～3.2
II	9.61±3.45	5～18	3.54±0.61	2.3～4.5
III	10.52±3.87	4～19	3.69±0.68	2.5～5.1
IV	11.76±3.70	7～23	4.08±0.91	3～7
V	15.75±5.35	8～28	4.26±0.89	3.3～7.3

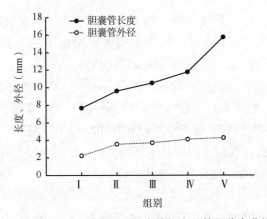

图 1-93　小儿不同年龄组胆囊管长度及外径分布曲线

表 1-90　肝外胆道各段平均外径　　　　　　　　　　　单位：mm

组别	肝左管		肝右管		肝总管		胆总管	
	$\bar{x}\pm s$	$R_{\min\sim\max}$	$\bar{x}\pm s$	$R_{\min\sim\max}$	$\bar{x}\pm s$	$R_{\min\sim\max}$	$\bar{x}\pm s$	$R_{\min\sim\max}$
I	2.53±0.49	1.7～3.4	2.57±0.48	2～3.5	3.05±0.57	2.3～4.5	3.16±0.45	2～4
II	3.79±0.62	2～4.2	3.79±0.74	2.7～4.9	4.01±0.93	3～7	4.51±0.93	3～7
III	4.12±0.94	2～6	4.27±0.84	3～6	4.44±0.82	3～6	4.68±1.05	3～8
IV	4.61±1.67	3～10	4.78±1.56	3～9	5.08±1.27	3～9.5	5.08±1.27	3～9.5
V	4.69±1.13	3.7～7.2	4.81±1.27	3.1～7.1	5.17±1.36	3.3～8.1	5.30±1.24	4～8

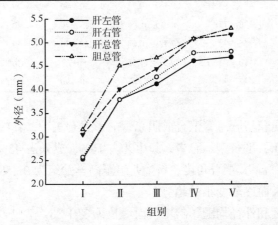

图 1-94　小儿不同年龄组肝外胆道各段平均外径分布曲线

　　肝左管多数由左内叶肝管和左外叶肝管共同构成（70%），肝右管多数由右后叶肝管和右前叶肝管共同构成（65.5%），两肝管出肝实质后于肝门附近构成肝总管。肝总管在肝十二指肠韧带内下行，再与右侧的胆囊管汇合成胆总管。胆总管于肝十二指肠韧带内继续下行，先后经过十二指肠上部（后方）、胰头与十二指肠降部之间，斜入十二指肠左后壁与胰管汇合，形成膨大的胰壶腹（Vater 壶腹），开口于十二指肠大乳头。

　　据本研究资料显示，小儿的肝外胆道各段均随年龄增长而增长和增粗，肝右管较长、较粗，肝左管较短、较细（表 1-88，表 1-90，图 1-92，图 1-94）。从表 1-88 可以看出，肝左管长度乳儿组（7.60mm）与高学龄组（14.0mm）之比为 1:1.8，肝右管长度两组（8.63mm

与 16.09mm）之比为 1∶1.9。从表 1-90、图 1-95 可以看出，肝左管外径乳儿组（2.53mm）与高学龄组（4.69mm）之比为 1∶1.9，肝右管外径两组（2.57mm 与 4.81mm）之比为 1∶1.9。肝左管、肝右管长度与外径均呈同步增长趋势。

关于肝左管、肝右管汇合成肝总管的部位报道不一：新生儿有 56% 位于肝门外，44% 位于肝门内（高克明）；而成人有 82.5% 位于肝门外，17.5% 位于肝门内，1.4% 未合成肝总管（中国解剖学会体质调查组）；也有资料记载有 88% 位于肝门外（张朝佑）。上述资料可反映肝左管、肝右管的汇合部位不但存在个体差异，也存在年龄差异。随着年龄和肝左管、肝右管长度增长，其汇合部位也有相应外移的趋势。

表 1-88、表 1-90 显示乳儿组肝总管长度（8.92mm）与高学龄组（20.29mm）之比为 1∶2.3，两组肝总管外径（3.05mm 与 5.17mm）之比为 1∶1.7。乳儿组胆囊管长度（7.68mm）与高学龄组（15.75mm）之比为 1∶2.1，两组胆囊管外径（2.23mm 与 4.26mm）之比为 1∶1.9（表 1-89，表 1-90）。

小儿肝总管与肝左管和肝右管形成的夹角一般在幼儿组以前左右对称，学龄前组以后左侧小于右侧（表 1-91）。新生儿的左右夹角均较大（104°）。除学龄组外，其夹角仍有逐渐变小的趋势。

表 1-91 肝总管与肝左管、肝右管和胆囊管夹角　　　　　单位：°

组别	肝总管与肝左管夹角		肝总管与肝右管夹角		肝总管与胆囊管夹角	
	$\bar{x} \pm s$	$R_{min\sim max}$	$\bar{x} \pm s$	$R_{min\sim max}$	$\bar{x} \pm s$	$R_{min\sim max}$
I	68.85±8.64	50～85	68.15±10.72	50～90	39.19±15.26	15～70
II	48.5±14.38	30～73	48.0±10.48	31～70	40.27±10.62	35～80
III	42.38±15.76	18～98	47.72±16.08	22～90	40.13±16.15	18～79
IV	42.25±15.76	10～72	49.13±17.55	5～75	36.92±16.92	17～80
V	54.5±17.15	27～90	59.25±17.07	30～90	33.58±10.95	15～60

据文献报道，胆囊管与肝总管汇合成胆总管的形式有 3 种，其中，角型汇合者，新生儿占 76%，成人占 47%；平行型汇合者，新生儿占 16%，成人占 43%；螺旋型汇合者，新生儿占 8%，成人占 10%。其汇合角度，新生儿组至高学龄组为 33.58°～42.52°（表 1-91），此角度仍有随年龄增长而逐渐变小的趋势。

小儿胆总管的长度和外径均随年龄增长而增长（表 1-88，表 1-90）。其长度男女之间无明显差异（$P > 0.05$）（表 1-92，图 1-95）。

表 1-92 胆总管平均长度分布　　　　　单位：mm

组别	男		女	
	$\bar{x} \pm s$	$R_{min\sim max}$	$\bar{x} \pm s$	$R_{min\sim max}$
I	27.31±4.61	21～42	26.75±4.35	23～32.6
II	34.76±5.50	28～42	38.34±8.06	23～50
III	47.56±7.30	33～60.1	50.11±9.89	36～61
IV	57.51±6.98	54～71	55.62±8.60	44～73
V	61.17±10.89	45.5～79	62.89±6.4	48～74

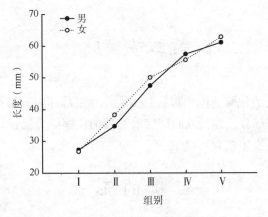

图 1-95　小儿不同年龄组胆总管平均长度分布曲线

据本研究资料（表 1-88，表 1-90），新生儿组胆总管长度（21.59mm）与小儿其他年龄组胆总管长度之比，依次为 1：1.3、1：1.7、1：2.2、1：2.6 及 1：2.9；新生儿组胆总管外径（2.14mm）与小儿其他年龄组胆总管外径之比，依次为 1：1.5、1：2.1、1：2.2、1：2.4 及 1：2.5，显示小儿胆总管长度和外径均呈同步增长趋势。

小儿胆总管根据其行程分为四段，四段的长度均随年龄增长而增长（表 1-93，图 1-96）。其中以胰段最长，十二指肠上段最短。

表 1-93　胆总管各段长度　　　　　　　　　　　　　单位：mm

组别	十二指肠上段		十二指肠后段		胰 段		十二指肠壁内段	
	$\bar{x} \pm s$	$R_{min~max}$	$\bar{x} \pm s$	$R_{min~max}$	$\bar{x} \pm s$	$R_{min~max}$	$\bar{x} \pm s$	$R_{min~max}$
I	3.40±2.29	0～9	7.16±2.51	3～13	10.90±1.85	8～15.5	5.57±0.95	5～9
II	4.28±3.98	0～12	11.78±2.05	9～16	13.14±3.82	7～21.5	7.47±1.59	4～11
III	6.50±4.99	0～18	13.87±2.80	9～31	19.43±6.31	9～29	8.61±2.12	5～12.6
IV	7.60±6.78	0～19.5	16.35±3.17	8～22	22.20±6.81	12～40	10.42±3.09	5～20
V	9.05±5.05	1～18	16.71±4.69	10～30	25.70±6.15	10～35	10.57±3.13	6～20

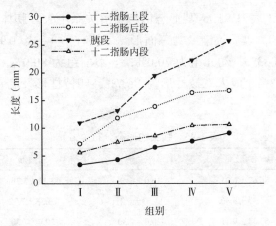

图 1-96　小儿不同年龄组胆总管各段长度分布曲线

第二节 胰

胰是人体内第二大消化腺，位于腹后壁，由外分泌部和内分泌部（即胰岛）两部分构成，分为头、体、尾三部分。婴幼儿时期胰液及其消化酶的分泌极易受炎热天气和各种疾病影响而被抑制，容易发生消化不良。

一、胰的形态

胰于出生时即已发育成形，但胰头较小，胰体、胰尾较长，至 5～6 岁时，已与成人相近。由于发生上的原因和胰所处的位置及毗邻器官的影响，小儿胰在发育的过程中形态也有所变化。

（一）胰整体形态的发育变化

据本研究资料显示，小儿胰整体的外观有 4 种形态，多数呈弓形和"一"字形（表 1-94）。

表 1-94　胰（整体）的形态分布（%）

组别	弓形	"一"字形	弧形	波浪形
I	36.67±8.80	40.0±8.94	10.0±5.48	13.33±6.21
II	36.67±8.80	36.67±8.80	13.33±6.21	13.33±6.21
III	26.67±8.07	50.00±9.13	13.33±6.21	10.0±5.48
IV	36.67±8.80	36.67±8.80	16.66±6.80	10.0±5.48
V	26.67±8.07	36.67±8.80	23.33±7.72	13.33±6.21

（二）胰各部形态的发育变化

胰头多数呈钩形（表 1-95），其形态似与年龄关系不大。胰体于出生时（新生儿）多为两面形（56.67%），以后逐渐变为三面形（三棱柱形）（表 1-96），小儿其他年龄组的出现率乳儿组为 53.33%，幼儿组为 70.0%，学龄前组为 80.0%，低学龄组为 90.0%，以及高学龄组为 93.33%。成人三棱柱形为 86.7%，四棱柱形及扁长条形均为 6.6%（周德明）。

表 1-95　胰头的形态分布（%）

组别	钩形	三角形	扁圆形	方形
I	86.67±6.21	10.0±5.48	3.33±3.28	—
II	63.33±8.80	13.33±6.21	23.33±7.72	—
III	53.33±9.11	20.0±7.30	20.0±7.30	6.67±4.56
IV	50.0±9.13	16.67±6.80	26.67±8.07	6.67±4.56
V	66.67±8.61	16.67±6.80	16.67±6.80	—

表1-96　胰体的形态分布（%）

组别	两面形	三面形	四面形
I	46.67±9.11	53.33±9.11	—
II	23.33±7.72	70.0±8.37	6.67±4.56
III	13.33±6.21	80.0±7.30	6.67±4.56
IV	6.67±4.56	90.0±5.48	3.33±3.28
V	6.67±4.56	93.33±4.56	—

据张建国报道，胰于胎儿时期发育较快，胎儿（5～10个月）胰多数呈弓形（53.49%），与本研究报道的新生儿资料（53.33%）接近，少数为"一"字形和波浪形，分别占38.37%和8.14%；胎儿胰头多数为钩形（68.68%），少数为三角形（22.1%）和扁圆形（9.1%）；胰体多数为两面（扁平）形（54.65%），少数为三面（三棱柱）形（45.35%）。岳金福报道，胎儿胰体呈两面（扁长条）形（50.8%）和三棱柱形（49.2%），与前者报道基本一致。从以上资料来看，胎儿胰与新生儿胰的形态大体相似。

研究认为，小儿胰在其发育的过程中形态虽有变化，但胰的弯曲或伸长等（整体）形态改变与年龄关系不大。这与本研究的观察结果和结论一致。前者还认为，新生儿和乳儿期胰的钩突与胰体处于同一平面上，2岁以后才逐渐转向后方，但后者在实际解剖观察中对此不予认同。

二、胰 的 度 量

（一）胰各径线的发育变化

据本研究资料显示，小儿胰头、胰体、胰尾各部的长、宽、厚基本均随年龄增长而增长（表1-97～表1-99，图1-97～图1-99）。其中，高学龄组（11～14岁）小儿胰头长、宽、厚分别为新生儿组的2.36倍、5.13倍和2.72倍，胰体分别为2.54倍、3.13倍和2.81倍，胰尾分别为2.63倍、2.47倍和2.80倍。可见胰头宽径的增长最为显著（5.13倍）。小儿胰的全长男女呈同步增长趋势（表1-100），性别差异不明显（$P>0.05$）。小儿高学龄组胰的长度增长分别为新生儿组的2.51倍、乳儿组的1.91倍、幼儿组的1.45倍、学龄前组的1.21倍及低学龄组的1.07倍。小儿胰的长度与其身高增长相比，新生儿、乳儿组增长较快，后4组增长相对较慢（表1-100，图1-100）。

表1-97　胰头的测量　　　　单位：mm

组别	长（左右径）		宽（上下径）		厚（前后径）	
	$\bar{x}\pm s$	$R_{min\sim max}$	$\bar{x}\pm s$	$R_{min\sim max}$	$\bar{x}\pm s$	$R_{min\sim max}$
I	13.9±3.96	7～23	23.59±4.26	13～37	12.17±3.18	8～19
II	19.11±4.42	10～26	29.41±5.29	22～38	15.47±3.79	7～23
III	23.60±3.29	17～28	33.56±8.09	25～45	16.87±3.48	10～21
IV	26.65±5.52	18～32	37.16±6.24	26～46	18.08±3.05	13～22
V	28.35±5.40	17～37	39.05±11.17	23～60	18.60±3.16	12～21

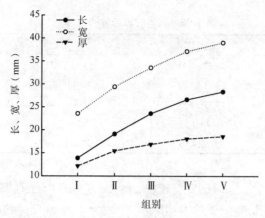

图 1-97　小儿不同年龄组胰头各径线分布曲线

表 1-98　胰体的测量　　　　　　　　单位：mm

组别	长（左右径）		宽（上下径）		厚（前后径）	
	$\bar{x} \pm s$	$R_{min\sim max}$	$\bar{x} \pm s$	$R_{min\sim max}$	$\bar{x} \pm s$	$R_{min\sim max}$
I	45.03±7.22	31～64	12.56±3.60	8～23	11.09±3.40	5～18
II	59.36±5.36	35～76	15.94±2.35	12～20	12.63±3.98	10～18
III	69.78±6.56	39～87	21.04±3.85	11～27	14.27±3.11	9～19
IV	78.55±9.07	42～90	22.75±4.84	15～35	17.88±3.89	12～27
V	84.05±13.01	48～109	28.75±7.49	14～41	17.00±2.49	13～23

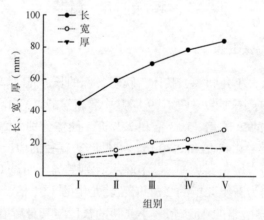

图 1-98　小儿不同年龄组胰体各径线分布曲线

表 1-99　胰尾的测量　　　　　　　　单位：mm

组别	长（左右径）		宽（上下径）		厚（前后径）	
	$\bar{x} \pm s$	$R_{min\sim max}$	$\bar{x} \pm s$	$R_{min\sim max}$	$\bar{x} \pm s$	$R_{min\sim max}$
I	8.10±5.20	4～30	8.50±3.04	4～14	6.82±3.74	3～16.5
II	9.92±5.60	4～32	9.93±2.37	7～16	5.57±2.34	4～13
III	12.20±4.35	6～31	11.67±4.31	8～18	9.04±2.56	5～19
IV	14.41±4.16	8～34	13.29±3.32	9～20	10.33±2.78	5～17
V	15.65±7.04	9～40	16.95±4.99	6～23	10.75±2.70	5～16

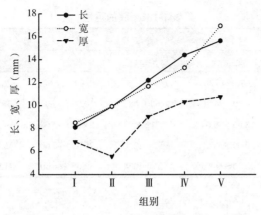

图 1-99 小儿不同年龄组胰尾各径线分布曲线

表 1-100 胰的长度   单位：mm

组别	男+女		男		女	
	$\bar{x} \pm s$	$R_{min\sim max}$	$\bar{x} \pm s$	$R_{min\sim max}$	$\bar{x} \pm s$	$R_{min\sim max}$
I	67.07±10.98	47～85	69.27±11.23	52～85	64.87±10.52	47～84
II	88.39±15.36	70～123	91.94±15.53	72～113	85.67±11.28	70～103
III	105.58±14.21	78～120	106.03±14.08	81～114	104.67±15.97	78～120
IV	119.61±16.14	80～152	122.64±16.33	107～148	116.58±16.66	80～132
V	128.05±15.58	103～159	131.27±12.91	117～153	124.83±16.88	103～159

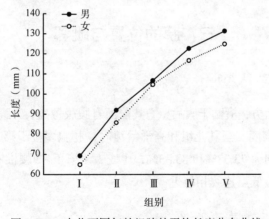

图 1-100 小儿不同年龄组胰的平均长度分布曲线

（二）胰重量的发育变化

关于小儿胰的重量已有不少文献报道，由于材料来源、年龄分组和测量方法等不同，其结果也不尽一致。

据本研究资料显示，小儿胰的重量各年龄组男女均呈同步增长趋势（表 1-101，图 1-101）。从各年龄组胰的重量增长的百分率来看，小儿胰的重量增长有随其年龄的不断增长而逐渐变慢的趋势，其中以新生儿和乳儿两组增长为最快，至高学龄组时，胰的平均重量分别为新生儿组的 14.09 倍、15.44 倍、16.97 倍和 19.16 倍。

表 1-101 胰的重量 单位：g

组别	男+女		男		女	
	$\bar{x} \pm s$	$R_{min \sim max}$	$\bar{x} \pm s$	$R_{min \sim max}$	$\bar{x} \pm s$	$R_{min \sim max}$
I	9.42±4.25	3.20～16.80	9.78±4.24	5.00～16.80	9.06±4.39	3.20～16.70
II	19.48±7.69	10.00～31.00	20.60±7.87	10.00～31.00	18.50±7.56	10.00～30.00
III	32.06±8.79	18.00～45.00	32.71±8.97	23.00～45.00	30.75±8.44	18.00～40.00
IV	37.68±12.32	20.00～59.00	38.92±12.82	25.00～59.00	36.44±11.90	20.00～50.00
V	44.46±13.17	22.50～66.50	47.29±13.99	30.00～66.50	41.62±12.46	23.50～56.50

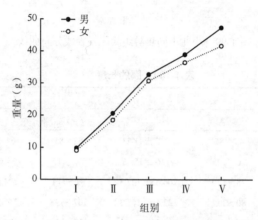

图 1-101 小儿不同年龄组胰平均重量分布曲线

三、胰的位置与毗邻

（一）胰位置的发育变化

小儿胰位于胃的后方，横贴于腹后壁，其前面有腹膜覆盖，为腹膜外位器官。出生时，胰腺多位于第 1 腰椎高度，至乳儿组和高学龄组时，胰腺多位于第 12 胸椎至第 2 腰椎椎体之间，其出现率分别为 73.33% 和 83.33%，比成人（第 1～2 腰椎）约高半个椎体。小儿胰的长轴与两侧肋弓最低点连线相接近。

（二）胰毗邻器官的发育变化

小儿胰头位于十二指肠围成的凹框内，出生时胰头较小，出生后随其年龄增长而增大，并不同程度地覆盖于十二指肠降部的前内侧面（表 1-102）：新生儿组 76.67% 未覆盖，乳儿组覆盖 1/4～1/3（78%），其他年龄组多数覆盖 1/3～1/2，分别为 63.3%（幼儿组）、73.4%（学龄前组）、70.0%（低学龄组）和 70.0%（高学龄组）。新生儿胰头前面被横结肠及其系膜所覆盖，后面紧邻下腔静脉、胆总管和右肾动脉始段。钩突前后分别毗邻肠系膜上动脉和腹主动脉。

表 1-102　胰头覆盖十二指肠降部（前内侧面）的范围（%）

组别	无被覆	管径 1/4	管径 1/3	管径 1/2	管径 2/3
I	3.3	30.3	46.7	20.0	0
II	6.7	20.0	33.3	30.0	10.0
III	3.3	13.3	36.7	36.7	10.0
IV	10.0	13.3	33.3	36.7	6.67
V	3.37	20.0	33.3	36.7	6.7

　　小儿胰体前面毗邻胃的后壁和幽门、网膜囊及肝尾状叶等，后面毗邻腹主动脉、左肾上腺、左肾上端和横行其后上缘的脾静脉等，胰的左端游离为胰尾。小儿胰尾已达脾门者新生儿组为 40.0%、乳儿组为 50.0%、幼儿组为 66.67%、学龄前组为 73.33%、低学龄组为 73.33%、高学龄组为 86.67%，显示小儿胰尾随年龄增长而逐渐伸达脾门的趋势。新生儿胰腺周围的结缔组织发育较弱，因此胰腺上下移动性较大。在以后的发育过程中，胰腺周围出现大量结缔组织，使其移动性变小。小儿胰腺与周围器官的相互位置关系，由于胰腺本身的不断增大和周围器官发育不平衡而处在不断地变化中。特别是邻接胰腺后方的左肾上腺，初生儿的该腺体很大，以后逐渐变小，故其与胰腺的接触面也随之变小，而胰与左肾上端的接触面则随着增大。至 1 岁末时，胰腺与周围器官的位置关系已接近成人的布局。

附录　腹腔与腹膜

　　腹腔位于小骨盆上口以上，是由腹壁和膈围成的腔，向下与小骨盆腔相通。衬于腹盆壁内表面的腹膜称为壁腹膜，衬于脏器表面的腹膜称为脏腹膜，脏腹膜之间形成的潜在性间隙称为腹膜腔，临床上也简称为腹腔。

附录 A　腹　　腔

一、腹腔的形态

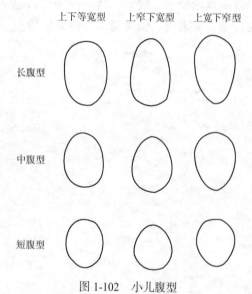

图 1-102　小儿腹型

　　小儿腹腔比腹壁被看到的范围大得多，这是由于膈向上凸入胸腔中，腹腔的上部占据了属于胸廓下部所掩盖的相应空间。据廖亚平在 50 例小儿固定尸体标本上观测，1~6 岁儿童的腹型，从（横向）宽窄方面观，上宽下窄型占 84%，上下等宽型占 14%，上窄下宽型占 2%；从（上下）长短方面观，短腹型占 54%，中腹型占 28%，长腹型占 18%。其中，男童以上宽下窄的短腹型为最多，女童以上宽下窄的中腹型为较多（图 1-102）。成人 90% 为上窄下宽型，其中男性以上窄下宽或上下等宽的长腹型为多，女性以上窄下宽的中腹型为多。

　　从上述腹型变化来看，从出生到青春期以前，由于骨盆尚未发育，肝较大，胸廓相对较宽，小儿多呈上宽下窄型。青春期以后，由于骨盆的发育显著，成人多呈上窄下宽型，女性更为明显。

二、腹腔脏器的配布

　　出生以后，腹腔脏器所在的位置大致已定。新生儿肝较大，占据腹腔的上半部（偏右侧）。脾位于肝的左下方、胃的左侧。胰和肾、肾上腺位于腹后壁（第 11 胸椎至第 2 腰椎之间）的前方。胃和十二指肠绝大部分被肝掩盖，空、回肠位于腹腔下半部的中央，结肠位于其周围。膀胱和子宫多被小肠所掩盖。出生后结肠（特别是乙状结肠）由于充满胎粪而常膨起于小肠的表面。新生儿进食后，随着大肠内胎粪的排空及胃、小肠、膀胱等器官的充盈，空腔性各器官之间出现相应的移位。因此，在胎儿出生后发育过程中，为了适应空腔器官的盈虚状态，腹腔器官相互之间的位置关系出现相应变化。其决定因素如下：①各器官的生长快慢、形态、大小和位置变化；②腹腔容积增速的变化及性别和个体差异。这些影响腹腔脏器位置变化的因素延续终生，但以出生以后到青春期变化最大且最有意义。

三、腹腔脏器的表面观察

据苗华等在 180 具小儿不同年龄组（经福尔马林防腐处理后尸体）开腹原位观察，均能看到露出于腹腔表面的脏器为肝，横结肠和空、回肠等（表 1-103）。新生儿依次较多见的器官为降结肠、乙状结肠、脾、胃和胆囊，其原位排列形式见图 1-103；高学龄组较多见的是胃、乙状结肠、脾和盲肠；其他年龄组较多见的是胃、乙状结肠和盲肠。说明在小儿机体发育的不同年龄段，打开腹腔时，可以看到不同的器官形态、排列和位置。

表 1-103　小儿腹腔表面所见脏器（例数）

组别	肝	空、回肠	横结肠	胃	乙状结肠	盲肠	脾	阑尾	降结肠	升结肠	胆囊	膀胱
I（30 例）	30	30	30	25	24	18	11	9	5	2	4	0
II（30 例）	30	30	29	28	19	8	1	0	1	1	0	0
III（30 例）	30	30	30	30	16	12	0	0	1	1	0	0
IV（30 例）	30	30	30	29	27	12	0	0	1	1	0	0
V（30 例）	30	30	30	28	25	15	20	6	1	4	5	1

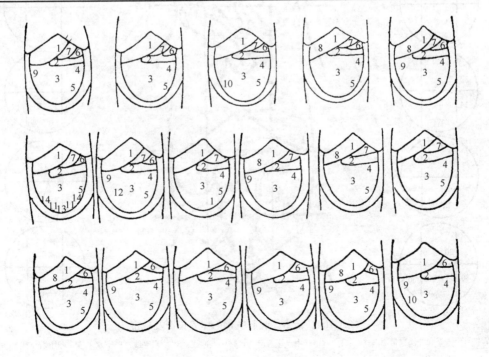

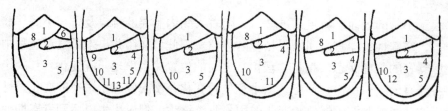

图 1-103 新生儿腹腔表面脏器的排列类型

1. 肝；2. 横结肠；3. 空、回肠；4. 降结肠；5. 乙状结肠；6. 脾；7. 胃；8. 胆囊；9. 升结肠；10. 盲肠；11. 输卵管；12. 阑尾；13. 子宫；14. 卵巢；15. 睾丸

四、腹腔脏器的体表投影

由于出生时（新生儿）与出生后各脏器的发育和功能状态不同，其位置和体表投影也不尽相同。据本研究对新生儿组和高学龄组小儿腹腔脏器的投影观察，两组小儿腹腔脏器所占位置的体表投影有所不同（图 1-104，图 1-105，表 1-104，表 1-105）。①新生儿肝较大，占据腹腔上半部（上 6/9 区），以后肝的生长速度相对变慢，至学龄时期（高学龄组）肝已回升至成人的正常位置（右季肋区 100.0%、腹上区 100.0% 和左季肋区 66.67%）；

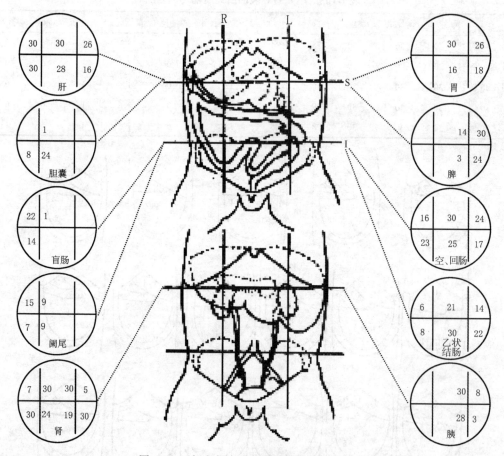

图 1-104 新生儿腹腔脏器的体表投影及分布

R. 右锁骨中点至腹股沟韧带中点连线；L. 左锁骨中点至腹股沟韧带中点连线；S. 上水平线；I. 下水平线。图中数字代表病例数

②胆囊投影点由出生时的脐区（80.0%）随肝的回升上移至右季肋区（63.33%）和腹上区（53.33%）；③由于肝的逐渐上移，肠管的旋转得以继续进行，结肠右曲大部分已右移至（肝的下方）右外侧区（76.67%），结肠脾曲随着降结肠的增长已半数上升到左季肋区；④盲肠和阑尾由于上述原因已由出生时的右外侧区和脐区下降至（高学龄组）右腹股沟区（66.67%和43.33%）；⑤新生儿的乙状结肠，由于相对较长及多数充满胎粪等原因，由出生时（新生儿组）占据腹腔下半部（下6/9区）下降至（高学龄组）腹下区（100.0%）和左腹股沟区（73.33%）。由此可见，小儿出生后肝的生长速度相对变慢、肠管的增长和旋转到位是引发小儿不同时期脏器位置及投影变化的主要因素。

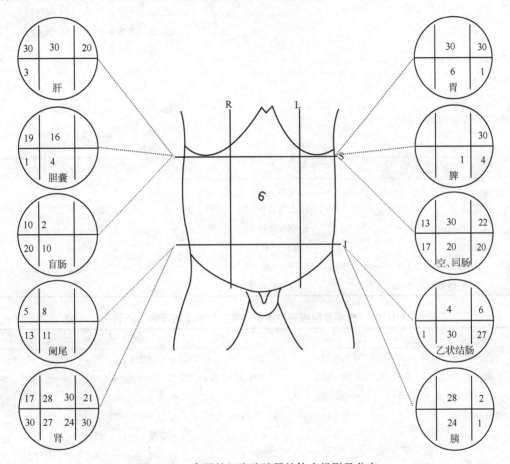

图 1-105　高学龄组腹腔脏器的体表投影及分布

R. 右锁骨中点至腹股沟韧带中点连线；L. 左锁骨中点至腹股沟韧带中点连线；S. 上水平线；I. 下水平线。图中数字代表病例数

表 1-104　新生儿腹腔主要内脏器官在腹前壁上的投影（例数）

右季肋区	腹上区	左季肋区	右外侧区	脐区	左外侧区
1. 肝右叶（30）	1. 肝左右叶（30）	1.脾（30）	1. 肝右叶（30）	1. 空、回肠（30）	1. 结肠左曲（30）
2. 右肾（7）	2. 胃（30）	2.肝左叶（26）	2. 右肾（30）	2. 腹主动脉、下腔静脉（30）	2. 降结肠（30）
		3. 左右肾及肾上腺（30）	3.胃（26）	3. 左右输尿管（30）	3. 左肾（30）
	4. 胰十二指肠（30）	4.胰（8）	4. 盲肠（22）	4. 大网膜（30）	4. 大网膜（30）

右季肋区	腹上区	左季肋区	右外侧区	脐区	左外侧区
5. 胆总管、肝动脉、门静脉（30）	5.左肾（5）		5. 空、回肠（16）	5. 横结肠（29）	5. 横结肠（25）
6. 腹主动脉、下腔静脉（30）	6.横结肠（5）		6. 阑尾（15）	6. 胰十二指肠（28）	6. 空、回肠（24）
7. 脾（14）	7.大网膜（5）		7. 结肠右曲（13）	7. 肝左右叶（28）	7. 脾（24）
8. 胆囊（1）			8. 胆囊（8）	8. 结肠右曲（25）	8. 肝左叶（16）
9. 横结肠（1）			9. 乙状结肠（6）	9. 右肾（24）	9. 乙状结肠（14）
				10. 胆囊（24）	10. 胃（18）
				11. 乙状结肠（21）	11. 胰（3）
				12. 左肾（19）	
				13. 胃（16）	
				14. 阑尾（9）	
				15. 升结肠（8）	
				16. 脾（3）	
				17. 盲肠（1）	

右腹股沟区	腹下区	左腹股沟区
1. 空、回肠（23）	1. 膀胱（30）	1. 乙状结肠（22）
2. 盲肠（14）	2. 乙状结肠（30）	2. 空、回肠（17）
3. 乙状结肠（8）	3. 空、回肠（25）	3. 降结肠（3）
4. 阑尾（7）	4. 阑尾（9）	4. 左侧卵巢（1）
5. 右侧卵巢（5）	5. 子宫（9）	
6. 右侧睾丸（1）	6. 左右输卵管（9）	

表 1-105　高学龄组腹腔主要器官在腹前壁上的投影（例数）

右季肋区	腹上区	左季肋区	右外侧区	脐区	左外侧区
1. 肝右叶（30）	1. 肝左右叶（30）	1. 胃（30）	1. 盲肠（20）	1. 左肾及肾上腺（30）	1. 左肾（21）
2. 胆囊（19）	2. 胃（30）	2. 脾（30）	2. 右肾及肾上腺（17）	2. 右肾及肾上腺（28）	2. 空、回肠（20）
3. 空、回肠（13）	3. 胆囊（7）	3. 空、回肠（22）	3. 空、回肠（17）	3. 胰（28）	3. 乙状结肠（6）
4. 盲肠（10）		4. 肝左叶（20）	4. 阑尾（5）	4. 空、回肠（20）	4. 脾（4）
			5. 肝右叶（3）	5. 盲肠（10）	5. 胰（2）
			6. 胆囊（1）	6. 阑尾（8）	6. 胃（1）
				7. 胃（6）	
				8. 乙状结肠（4）	
				9. 胆囊（4）	
				10. 脾（1）	

右腹股沟区	腹下区	左腹股沟区
1. 右肾（30）	1. 乙状结肠（30）	1. 左肾及肾上腺（30）
2. 阑尾（13）	2. 右肾及肾上腺（26）	2. 乙状结肠（27）
3. 乙状结肠（1）	3. 胰（26）	3. 胰（1）
	4. 左肾及肾上腺（24）	
	5. 阑尾（16）	

附录 B　腹　　膜

腹膜（peritoneum）是覆盖于腹盆壁和腹盆脏器表面的一层浆膜，薄而光滑，由单层扁平上皮和结缔组织构成。覆盖于腹盆壁内面的部分称为壁腹膜（腹膜壁层），覆盖于脏器表面的部分称为脏腹膜（腹膜脏层）。脏腹膜较薄，与脏器外表面紧密结合，不易剥离；壁腹膜较厚，黏附于膈下面、脐环和白线等处的壁腹膜，由于其间缺乏脂肪组织而结合紧密，于腹后壁、盆壁和腹前壁下部等处的壁腹膜，由于其间含有较厚的脂肪组织而结合疏松。但小儿（尤其是新生儿和婴幼儿）腹膜薄而透明，腹膜外几乎无脂肪，腹膜后间隙内的脂肪也不发育，故透过腹膜可清晰看到腹主动脉、下腔静脉及输尿管等的轮廓，由于其与腹后壁结合疏松而易于移动。腹主动脉搏动也比成人明显。幼儿至 7 岁时，腹膜后间隙的脂肪性疏松结缔组织显著生长，7 岁以后肝静脉周围脂肪沉积，肾周脂肪更明显。至性成熟期，腹膜后间隙脂肪快速发育，因而其中的器官比较固定，移动比较小。腹膜后间隙的脂肪发育可一直延续到 20 岁左右。此后一段时期发育趋缓，至 35～45 岁又开始另一次增长，以后年龄越大，脂肪越少，60～70 岁以后，腹膜后间隙的脂肪日渐贫乏，其中器官的位置移动性又复增大。

一、腹膜的配布

据本研究对不同年龄小儿分组观察，脏腹膜与脏器的配布关系于小儿出生时已基本完成。贴附于腹后壁上的器官（如肾、肾上腺、胰、输尿管和部分十二指肠等）只有前面被覆有腹膜，称为腹膜外位器官；而其他器官（如肝、脾、胃、肠等）多面被覆有腹膜，称为腹膜间位或内位器官。但小儿处于生长发育期，由于肠管仍处在不断发育（增长）、扭曲和旋转过程中，其肠管与腹膜的关系也经历了一定的变化。除小儿横结肠和乙状结肠均为腹膜内位外，其他肠管与腹膜的关系变化较大。

（一）十二指肠腹膜

由于胃的右转和横结肠从小儿十二指肠前面横过，其各部与腹膜的关系有所不同。十二指肠上部新生儿组多为间位（86.67%），乳儿组以后内位者占优势。十二指肠降部多为外位，升部很不恒定（表 1-106）。

表 1-106　小儿不同年龄组十二指肠各部与腹膜的关系

组别	例数	上部（例数）			降部（例数）			横部（例数）			升部（例数）		
		内位	间位	外位	内位	间位	外位	内位	间位	外位	内位	间位	外位
Ⅰ	30	20	5	5	0	2	28	0	0	30	9	11	10
Ⅱ	30	19	8	3	0	2	28	0	0	30	10	12	8
Ⅲ	30	20	8	2	0	3	27	0	0	30	12	11	7

组别	例数	上部（例数）			降部（例数）			横部（例数）			升部（例数）		
		内位	间位	外位	内位	间位	外位	内位	间位	外位	内位	间位	外位
Ⅳ	30	23	6	1	0	4	26	0	0	30	14	8	8
Ⅴ	30	22	7	1	0	3	27	0	0	30	16	5	9

（二）升结肠与降结肠腹膜

由于小肠的发育，小儿升结肠与降结肠被分列于腹腔的两侧，并逐渐与腹腔的侧后壁相紧贴，使其原有的系膜消失，多数成为腹膜间位器官，升结肠与降结肠的出现率新生儿组为 73.33% 和 86.67%，乳儿组为 70.0% 和 80.0%，幼儿组为 83.37% 和 86.67%，学龄前组为 93.33% 和 93.33%，低学龄组为 96.67% 和 100.0%，高学龄组为 96.67% 和 100.0%。

（三）盲肠腹膜

小儿盲肠于出生时半数为腹膜间位（50.0%），次之为腹膜内位（43.33%），个别为腹膜外位（6.67%）。出生以后，盲肠在其不断生长发育（膨出）和下降的过程中逐渐为更多的腹膜所包裹，以致腹膜内位者逐渐占优势，其出现率，乳儿组为 56.67%，幼儿组为 53.33%，学龄前组为 70.0%，低学龄组为 83.33%，高学龄组为 86.67%，余少数为间位。

曾有人认为小儿盲肠较成人移动性较大，只有 2% 小儿盲肠固定于腹后壁而不可移动。2 岁以前约有 89% 可以移动，少数可半移动或不动。

二、腹膜的结构

腹膜由壁层移行为脏层，或由一个脏器移行至另一个脏器，其移行部分常形成网膜、系膜和韧带等双层腹膜结构。这些结构不仅对器官起着固定作用，也是血管、神经出入器官的径路。

（一）网膜

网膜是指连于胃的双层腹膜结构，包括大网膜和小网膜两部分。

1. 大网膜的发育变化

（1）大网膜的形态位置：成人大网膜呈围裙样遮盖横结肠、小肠和升结肠、降结肠等腹腔脏器的前面，大网膜内除含有血管、神经和淋巴组织等结构外，还含有大量的脂肪组织，是体内储存脂肪的重要部位。

大网膜由 4 层脏腹膜构成，前两层由胃大弯下延，然后反折向上续于横结肠形成后两层，成人的这 4 层常已愈合在一起。小儿大网膜一般薄而透明，含脂肪很少，至性成熟期脂肪才逐渐沉积增多。大网膜前两层与后两层常未愈合，之间存有间隙，称为网膜囊下隐窝，成人的此隐窝已消失。

据本研究对小儿尸体标本的原位观测，新生儿大网膜很短，皱缩于横结肠的前面，位居腹腔的左侧（成人居中），小肠袢上（小）部被肝脏所掩盖，其余大部分因未被大网膜覆盖而直接与腹前壁接触。自幼儿期以后，肝的位置上移，由于大网膜的发育，上部小肠袢逐渐为增长的大网膜所掩盖，并逐渐向下覆盖于小肠袢的中部，少数到达大部的前面，并与成人接近。虽然出生后胃大弯增长较快而右移，但由此下垂的大网膜于小儿时期仍偏斜于腹腔表面脏器的左前方，属于"偏左型"，成人为"中间型"。

（2）大网膜的度量：小儿大网膜较成人短而窄。据本研究观测，小儿大网膜宽度和长度均呈逐渐增长趋势（表1-107，图1-106），高学龄组大网膜的长度（15.60cm）为新生儿（2.38cm）的6.55倍、乳儿（3.20cm）的4.9倍。新生儿大网膜的宽度（9.37cm）为其长度（2.38cm）的3.94倍，高学龄组（22.43cm）为新生儿组（9.37cm）的2.39倍，长度增长快于宽度的增长。与成人相比，大网膜的长度成人（20.42cm）为高学龄组（15.60cm）的1.31倍，宽度成人（24.63cm）为高学龄组（22.43cm）的1.1倍，说明至高学龄组时，大网膜的长度和宽度均已接近成人水平。

表1-107　大网膜平均长和宽　　　　　　　　　　单位：cm

组别	长		宽	
	$\bar{x} \pm s$	$R_{min \sim max}$	$\bar{x} \pm s$	$R_{min \sim max}$
I	3.20±1.49	0.28~6.12	11.67±3.20	5.40~17.94
II	7.29±2.46	2.47~12.11	14.34±3.66	7.17~21.51
III	9.70±4.24	1.39~18.01	19.25±4.07	11.27~27.22
IV	12.53±3.77	5.14~19.92	21.44±4.99	11.66~31.22
V	15.60±4.32	7.13~24.07	22.43±5.63	11.40~33.46

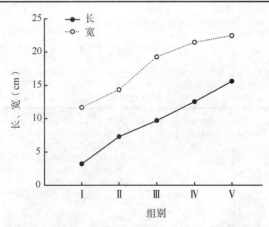

图1-106　小儿不同年龄组大网膜平均长和宽分布曲线

（3）大网膜下缘最低点体表投影：据本研究观察，新生儿组和乳儿组，由于大网膜较短，其下缘（大网膜展平后）最低点多数平对脐和脐的上方（70.0%和68.97%），相当于成人的"上腹型"。从幼儿组以后，大网膜相对较长，至低学龄组多数平对脐及脐下上1/3处（52.0%、69.23%和62.97%），高学龄组多数平对脐下上1/3至中1/3（64.0%），相当于成人的"中腹型"。以上资料显示小儿大网膜下缘有随年龄增长而逐渐下降的趋势（表1-108）。

表 1-108 大网膜下缘（最低点）体表投影（%）

组别	脐上	平脐	脐下上 1/3	脐下中 1/3	脐下下 1/3	盆腔
I	48.28±9.28	20.69±7.56	24.14±7.95	3.45±3.39	3.45±3.39	—
II	40.00±9.10	24.00±7.93	28.00±8.34	4.00±3.64	4.00±3.64	—
III	19.23±7.23	23.08±8.26	46.15±9.77	7.69±5.23	3.85±3.77	—
IV	14.81±6.84	25.93±8.43	37.04±9.29	11.11±6.05	11.11±6.05	—
V	8.00±5.43	16.00±7.33	36.00±9.60	28.00±8.98	8.00±5.43	4.00±3.92

2. 小网膜的发育变化 小网膜为肝与胃小弯和十二指肠上部之间的双层腹膜结构，包括左侧的肝胃韧带和右侧的肝十二指韧带两部分。后者内含门静脉、肝固有动脉、淋巴管、淋巴结和肝神经丛等。

小儿小网膜短而薄，除右侧的肝十二指肠韧带外，未见脂肪沉积。小儿小网膜的长度与宽度均随年龄增长而增长，宽度的增长快于长度的增长（表 1-109，图 1-107）。新生儿组小网膜平均长为 0.75cm，宽为 2.63cm，宽为长的 3.51 倍。至高学龄组时，小网膜长为 1.83cm，宽为 6.13cm，后者为前者 3.35 倍。以上资料显示，小儿出生后，小网膜的长度与宽度近乎是同比例增长趋势，这与大网膜的长势略有不同。

表 1-109 小网膜平均长和宽 单位：cm

组别	长		宽	
	$\bar{x}\pm s$	$R_{min\sim max}$	$\bar{x}\pm s$	$R_{min\sim max}$
I	1.26±0.34	0.59～1.93	3.26±1.37	0.58～5.95
II	1.45±0.37	0.72～2.17	3.92±0.62	2.70～5.14
III	1.59±0.45	0.71～2.47	5.09±1.00	3.13～7.05
IV	1.75±0.50	0.77～2.73	5.32±1.05	3.26～7.38
V	1.83±0.57	0.72～2.95	6.13±1.55	3.09～9.17

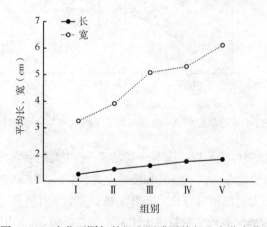

图 1-107 小儿不同年龄组小网膜平均长和宽分布曲线

3. 网膜孔的发育变化　网膜孔为肝尾状叶（上）与十二指肠上部（下）之间和肝十二指肠韧带（前）与下腔静脉（后）之间围成的不规则形孔道，网膜囊经此孔道达大腹膜腔。

（1）网膜孔的形状：据本研究资料描述，网膜孔于小儿出现率为98.15%，其形状多样，分为3型，除新生儿组（三角形36.67%和裂隙形30.0%）外，其他组均以裂隙形为多见，乳儿组、高学龄组裂隙形出现率分别为55.17%和64.0%，未见明显的规律性（表1-110）。

表 1-110　网膜孔形状分类（%）

组别	三角形	裂隙形	圆形	椭圆形	半月形	无孔形
I	24.14	55.17	6.90	6.90	0	6.90
II	16.00	60.00	12.00	4.00	8.00	0
III	19.23	61.54	3.85	7.69	3.85	3.85
IV	22.22	59.26	3.70	7.41	11.11	0
V	16.00	64.00	0	4.00	16.00	0

（2）网膜孔内径：网膜孔最大内径，新生儿组平均为3.99mm（1.8～8mm），乳儿组为8.16mm（2～14mm），幼儿组为10.92mm（4.5～17mm），学龄前组为12.11mm（6～18mm），低学龄组为12.45mm（7～18mm）及高学龄组为13.29mm（8～19mm）。以上资料显示，自出生至1年内增幅较大（乳儿组为新生儿组的2.05倍）。以后，增长缓慢，至高学龄期组时，其平均内径仅为出生时的3.33倍。

（3）网膜孔的体表投影：本研究资料显示，小儿不同年龄组网膜孔（中心点）于腹前壁的投影位置见表1-111，可以看出小儿网膜孔的投影点均位于右上腹部，并随其年龄增长而逐渐向右上方移位（图1-108），其原因可能是在小儿发育的过程中肝增长缓慢、体积相对变小、位置上移及胃肠管向右旋转。

表 1-111　网膜孔（中点）体表投影　　　　　单位：cm

组别	网膜孔距上横线上方距离	网膜孔距中线右侧距离
I	0.27±1.28	1.53±0.77
II	0.85±1.11	1.48±0.67
III	1.43±1.54	1.84±0.86
IV	1.97±1.78	2.40±1.04
V	2.53±2.10	2.73±1.16

（二）系膜

系膜由双层腹膜构成，将肠管系于腹后壁并延续于壁腹膜。系膜两层间含供给相应肠管的血管、淋巴管和神经。按所在部位，系膜分为小肠系膜、阑尾系膜、横结肠系膜和乙状结肠系膜。

1. 小肠系膜　是双层腹膜将空、回肠连于腹后壁部分。其上端始于十二指肠空肠曲，

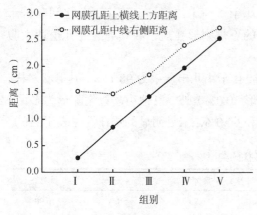

图 1-108　小儿不同年龄组网膜孔（中点）体表投影分布曲线

下端终于回盲部，广阔呈扇形。系膜以小肠系膜缘连于肠管，与肠管等长，以系膜根附着于腹后壁，较短。据有关资料记载，新生儿小肠系膜长（即系膜从小肠系膜缘至系膜根的长度）为 3cm，乳儿为 3.5～6cm，1～8 岁为 6～12cm，成人为 20cm。

小儿小肠系膜一般短而薄，含脂肪量很少且透明，系膜内血管及淋巴结清晰可见。从幼儿组起系膜内逐渐可见脂肪沉积。据本研究资料，小儿小肠系膜根较短，平均长度乳儿组为 6.46cm（4.6～8.6cm），幼儿组为 7.19cm（5～9cm），学龄前组为 8.54cm（5～11cm），低学龄组为 8.97cm（6.3～11.9cm），高学龄组为 10.82cm（7.2～13.5cm）。与成人小肠系膜根长度（15cm）相比，后者比前者依次大 2.32 倍、2.09 倍、1.76 倍、1.67 倍和 1.39 倍；与同龄组小肠（空、回肠）长度相比，后者比前者（系膜根长度）依次大 37.41 倍、39.99 倍、38.13 倍、39.60 倍和 35.42 倍，显示两者呈近似同步增长趋势。

小儿不同年龄组小肠系膜根起止端连线与脊柱中线所成的夹角，平均值新生儿组为 59.20°，乳儿组为 44.43°，幼儿组为 40.22°，学龄前组为 38.93°，低学龄组为 39.41°，高学龄组为 36.18°。以上资料显示随小儿年龄增长此角逐渐变小，原因是小儿出生时肠管旋转尚未完成、升结肠欠发育、回盲部较高，小肠系膜根的下端位置较高（相当右髂总静脉处），故此角较大。出生后由于小儿肠管的发育、升结肠增长，盲肠逐渐下降至右髂窝，小肠系膜根的下端降低（至骶髂关节处），从而导致小肠系膜根起止端的连线与脊柱中线所成的夹角变小。

2. 阑尾系膜　为连于回肠末端与阑尾之间的双层腹膜皱襞，近似三角形，内含阑尾血管。

在肠管发生与旋转的过程中，阑尾基本为腹膜所包裹（内位），并形成阑尾系膜。据不完全统计，阑尾具有完整系膜者，胚胎期占 97.2%，儿童占 99.0%，成人占 98.0%，无系膜者占 1.94%；3～6 岁具有完整系膜者占 90.0%，部分具有系膜者占 8%，无系膜者占 2%；新生儿具有完整系膜者占 60.0%，部分有系膜者占 38.0%，无系膜者占 2%。三者合计，无系膜出现率为 1.96%。而 Fissonnomitzsch 的资料显示，0～2 岁婴幼儿阑尾 55.0% 具有长系膜，31.0% 具有短系膜，13.0% 无系膜，无系膜者出现率远比我国学者报道的高。

小儿阑尾系膜的形态多样，据薛奕星报道，小儿阑尾系膜多数呈扇形（70.0%），少数为三角形（23.3%），个别为梯形（3.3%）、线形（1.7%）和弧形（1.7%）。可见两者的描述尚不太一致。后者测量阑尾系膜根部长为 14.7cm，系膜缘长为 23.1mm，系膜阑尾缘长为 32.9mm，阑尾长度为系膜缘长度的 2.76 倍。据观察，阑尾系膜的长短将直接影响阑尾自身的形态和位置。

3. 横结肠系膜　小儿横结肠绝大部分被腹膜所包裹，形成横结肠系膜。新生儿和乳儿的系膜短而薄，脂肪含量少，其平均长度为 29.03mm 和 36.28mm。以后脂肪逐渐沉积、系膜变厚。其平均长度幼儿组为 54.8mm，学龄前组为 67.2mm，低学龄组为 73.2mm，高学龄组为 76.13mm（表 1-112）。据 Ф·И·Вапбкер 记述，新生儿横结肠系膜长为 1～2cm，1.5 岁为 5～8.5cm，而成人可达 14～15cm，老年人和体质衰弱者的横结肠系膜甚至可进入小骨盆腔内。由于新生儿和乳儿系膜较短，所以横结肠的移动性远比成人小。

小儿横结肠系膜根远较系膜长，其平均值 5 组依次为 84.28mm、114.85mm、132.3mm、145.0mm 和 154.26mm。系膜长与系膜根长相比，小儿 5 组依次为 1：2.32、1：2.1、1：1.97、1：1.98 和 1：2.03，5 组约以 2 倍于前者的速度增长。横结肠系膜根长/横结肠长度指数，5 组依次为 47.68、53.22、50.99、50.16、49.81。以上资料显示，新生儿时期系膜根较短，与身高相比增长逐渐加快，以后趋于平稳。

据廖亚平等观察，小儿（1～7 岁）横结肠系膜根于脊柱前方位置，多数平对第 1～2 腰椎，变动范围较大（第 11 胸椎至第 3～4 腰椎）。系膜平均长度为 44mm，男性为 41.6mm，女性为 44mm。

横结肠系膜于胚胎早期曾为 4 层，前两层为大网膜的后两层（反折部），后两层为固有横结肠系膜，后期 4 层贴附在一起，中间两层消失，保留下来两层（最前层与最后层）成为永久性横结肠系膜，并借其系膜根附着于结肠左右曲之间的腹后壁（及某些器官）。据本研究资料显示，小儿横结肠绝大部分被腹膜所包裹，形成横结肠系膜。新生儿和乳儿系膜短而薄，含脂肪很少，以后随年龄增长而逐渐沉积变厚。小儿不同年龄组横结肠系膜和系膜根的平均长度均随年龄增长而增长（表 1-112），新生儿组和乳儿组横结肠系膜和系膜根长度增长相对较快。对比 ВаЛЪкер 的资料，后者新生儿系膜长为 1～2cm，1.5 岁时为 5～8.5cm，略有出入。由于新生儿和乳儿系膜较短，横结肠的移动范围也相对较小。

小儿横结肠系膜根远比系膜要长（表 1-112，图 1-109），两者相比，前者比后者长约 2 倍（5 组依次为 2.32 倍、2.10 倍、1.97 倍、1.98 倍和 2.03 倍）。小儿不同年龄组横结肠比同龄组的横结肠系膜长约 4 倍（5 组依次为 4.87 倍、3.94 倍、3.88 倍、3.94 倍和 4.07 倍），显示两者在小儿发育时期呈等比例增长趋势。

表 1-112　小儿不同年龄组横结肠系膜和系膜根长度　　　　单位：mm

组别	横结肠系膜长度		横结肠系膜根长度	
	$\bar{x} \pm s$	$R_{min\sim max}$	$\bar{x} \pm s$	$R_{min\sim max}$
I	36.28±8.46	18～57	84.28±14.31	68～159
II	54.80±13.3	33～73	114.85±20.8	71～162
III	67.20±13.9	43～92	132.30±18.7	100～180
IV	73.20±15.7	45～112	145.00±21.5	105～185
V	76.13±25.59	25～150	154.26±25.65	108～267

4. 乙状结肠系膜　位于腹腔的左下部，为将乙状结肠连于盆壁之间的双层腹膜结构，上端始于髂嵴附近，下端止于骶岬上下。据本研究资料显示，小儿乙状结肠均被腹膜所包裹，其系膜上端的位置高低不一。新生儿和乳儿组系膜上端位于髂嵴的下方（60.71% 和

60.0%)，少数平髂嵴上缘（21.43%和 26.67%）和髂嵴上方（17.86%和 13.33%）。低学龄组多数平髂嵴上缘（43.33%）和髂嵴下方（40.0%），少数位于髂嵴上方（16.67%）。其起点似有逐渐上移的趋势。

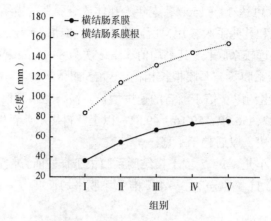

图 1-109　小儿不同年龄组横结肠系膜和系膜根平均长度分布曲线

小儿乙状结肠系膜和系膜根长度个体差异较大。乳儿组为 36.62mm，幼儿组为 48.4mm，学龄前组为 51.6mm，低学龄组为 53.9mm，高学龄组为 56.8mm；小儿乙状结肠系膜根长度，5 组均值依次为 63.28mm、83.9mm、90.6mm、100.6mm 和 106.79mm（表 1-113，图 1-110），显示乳儿组乙状结肠系膜和系膜根长度增长相对较快。小儿乙状结肠系膜长与系膜根长的比值，5 组依次为 1:1.73、1:1.73、1:1.76、1:1.87 和 1:1.88。以上资料说明出生后小儿系膜根长度增长相对较快。小儿乙状结肠系膜与乙状结肠长度之比，各组依次为 1:5.07、1:4.68、1:5.03、1:5.54 和 1:5.37，表明小儿乙状结肠相对较长，系膜相对较短，新生儿尤为明显。出生后前者约以低于后者 5 倍的速度逐渐递增。系膜根与乙状结肠长度之比，5 组依次为 1:2.93、1:2.70、1:2.87、1:2.97 和 1:2.85，显示乙状结肠系膜根相对较短，前者并以几乎相等的比例逐年增长。乙状结肠系膜根长/乙状结肠长度指数分布，5 组依次为 34.22、37.07、34.89、33.7 和 35.07（图 1-111），显示新生儿系膜根较短，与身高增长相比相对加快，幼儿组以后，增长趋于缓慢而平稳。乙状结肠与其系膜和系膜根长度的差距越大，其肠袢弯曲越多、活动度越大，扭转概率也就越大。反之，肠袢较直、活动度越小，扭转的概率也就越小。

表 1-113　小儿不同年龄组乙状结肠系膜和系膜根长度　　　　单位：mm

组别	乙状结肠系膜长度		乙状结肠系膜根长度	
	$\bar{x}\pm s$	$R_{min\sim max}$	$\bar{x}\pm s$	$R_{min\sim max}$
Ⅰ	36.62±13.43	15～79	63.28±17.87	40～95
Ⅱ	48.40±12.60	23～76	83.90±17.20	54～120
Ⅲ	51.60±15.10	20～77	90.60±20.20	49～140
Ⅳ	53.90±12.70	26～80	100.60±21.50	54～140
Ⅴ	56.80±17.15	20～100	106.79±22.24	26～129

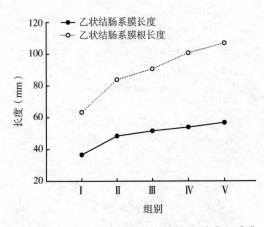

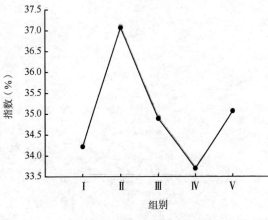

图 1-110 小儿不同年龄组乙状结肠系膜和系膜
根平均长度分布曲线

图 1-111 小儿不同年龄组乙状结肠系膜根长/乙状结
肠长指数分布曲线

第二篇

呼 吸 系 统

呼吸系统由呼吸道和肺组成。呼吸道包括鼻、咽、喉、气管和支气管。主支气管伴肺血管经肺门进肺后逐级分支，末端连于肺泡，肺泡是真正进行气体交换的场所。左、右主支气管从入肺门开始到其末端，呈典型的树枝状分支，可多达22~23级，前15~16级的支气管壁无肺泡存在，故并无换气功能，称为肺导气部；随分支级数增加，气管壁出现肺泡并逐渐增多，末端全部为肺泡，称为肺呼吸部。临床将鼻、咽和喉称为上呼吸道，气管、支气管及导气性肺内支气管称为下呼吸道。肺泡壁与肺泡毛细血管壁共同组成肺的呼吸膜，氧气和二氧化碳遵循气体分压的原则穿过呼吸膜进行气体交换。小儿时期易患呼吸系统疾病，与小儿呼吸系统的解剖和生理特点密切相关。

第三章　呼　吸　道

第一节　鼻

鼻是呼吸道的起始部，包括外鼻、鼻腔和鼻旁窦三部分，具有嗅觉功能，并能辅助发音。

新生儿鼻部发育与面部发育相适应，由于小儿面部颅骨发育不足，外鼻比成人的短，较扁且相对较宽，鼻根很低，鼻梁不明显，鼻尖分不清，鼻前孔呈斜卵圆形，到 2 岁时鼻梁、鼻尖和鼻翼可明显分辨，直到 7～8 岁时鼻外形接近成人鼻的形态。

一、鼻　孔

（一）鼻孔的形态分类

小儿鼻前孔的形状可以大致归纳为卵圆形、三角形和顿点形 3 种，以顿点形多见，约占 40%。鼻后孔的形状可归纳为圆形、卵圆形、方形和梨形 4 种，近乎 50% 为卵圆形（表 2-1）。

表 2-1　小儿鼻前孔和鼻后孔的形状分类（%）

组别	鼻前孔			鼻后孔			
	卵圆形	三角形	顿点形	圆形	卵圆形	方形	梨形
I	41.67	16.67	36.67	13.56	66.10	13.56	6.78
II	25.00	26.67	48.33	13.33	35.00	5.00	46.67
III	30.00	23.33	46.67	20.00	45.00	5.00	30.00
IV	20.00	33.33	46.67	23.33	38.33	5.00	33.33
V	18.97	43.10	37.93	31.67	45.00	10.00	13.33

（二）鼻后孔的发育变化

鼻后孔的高度受上颌骨发育的影响，出生时高 5mm、宽 5mm。6 个月时高达 9mm，至 2 岁前发育缓慢，7 岁时发育加速，高达 17mm。鼻后孔的最大高度（上下径）和最大宽度（内外径）的测量见表 2-2、图 2-1。

表 2-2   小儿不同年龄组鼻后孔的测量

组别	鼻后孔高			鼻后孔宽		
	$\bar{x}\pm s$（mm）	$R_{min\sim max}$（mm）	CV（%）	$\bar{x}\pm s$（mm）	$R_{min\sim max}$（mm）	CV（%）
I	8.09±1.74	4.00～11.00	21.51	6.22±0.91	4.20～8.70	14.63
II	11.54±1.69	8.30～16.90	14.64	8.07±1.15	5.70～11.00	14.25
III	13.01±2.01	9.00～17.00	15.45	8.76±1.28	6.20～16.50	14.61
IV	14.78±2.80	10.00～23.50	18.94	10.14±1.31	7.20～13.00	12.92
V	14.63±2.35	10.80～20.60	16.05	10.75±1.46	7.70～14.50	13.58

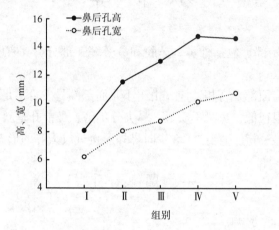

图 2-1   小儿不同年龄组鼻后孔高、宽分布曲线

二、鼻　　腔

　　鼻腔为前后开放的狭长间隙，上宽下窄，被鼻中隔分为左、右两腔，每侧鼻腔被鼻阈分为鼻前庭和固有鼻腔两部分。鼻阈为一弧形隆起，与鼻翼的上缘相对应。

　　婴幼儿鼻腔比成人短，相对狭小，鼻道狭窄，出生数月的小儿几乎没有下鼻道，至4岁时下鼻道才完全形成。幼儿的鼻道非常窄小，呼吸时一般只能利用总鼻道，至7岁时，各鼻道在呼吸时才能完全利用。小儿鼻黏膜柔嫩，毛细血管丰富，容易感染，继而充血水肿，使鼻腔更加狭窄而闭塞，故小儿发生炎症时后鼻腔易堵塞而发生呼吸和吸吮困难。小儿鼻腔黏膜与鼻窦黏膜相延续，且鼻窦口相对较大，故急性鼻炎时小儿易发生鼻窦炎，婴儿出生6个月即可患急性鼻窦炎，尤以上颌窦和筛窦最易发生感染。婴幼儿鼻中隔偏曲较少见，以后鼻中隔偏曲出现率随年龄增长而增加，2～5岁的出现率为44%，6～10岁的出现率为75%。

（一）鼻前庭的发育变化

　　鼻前庭内被覆皮肤，新生儿没有鼻毛，其鼻毛随年龄增长而增粗。鼻前庭的前后径、左右径、上下径的测量见表 2-3 和图 2-2。

表 2-3 小儿鼻前庭内径的测量

组别	前后径			左右径			上下径		
	$\bar{x} \pm s$（mm）	$R_{min\sim max}$（mm）	CV（%）	$\bar{x} \pm s$（mm）	$R_{min\sim max}$（mm）	CV（%）	$\bar{x} \pm s$（mm）	$R_{min\sim max}$（mm）	CV（%）
I	6.87±1.32	5.00～10.30	19.21	7.14±1.06	5.00～9.40	14.85	10.30±1.84	7.10～13.50	17.86
II	9.21±1.24	7.00～11.60	13.46	8.59±1.20	5.80～12.00	13.97	12.08±2.04	7.80～16.60	16.89
III	9.40±1.23	6.50～11.80	14.14	9.44±1.05	6.00～11.60	11.12	13.21±2.04	9.30～18.60	15.44
IV	9.69±1.31	6.70～11.80	13.52	10.04±1.39	7.20～13.00	13.84	13.72±2.00	9.10～17.70	14.58
V	9.31±1.10	6.80～11.20	11.82	10.36±1.48	6.80～14.10	14.29	13.92±2.09	9.30～17.40	15.01

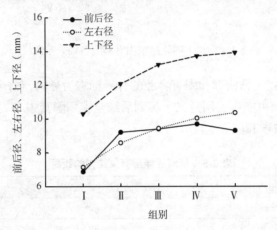

图 2-2 小儿不同年龄组鼻前庭各径分布曲线

（二）固有鼻腔的发育变化

1. 固有鼻腔内径的发育变化 小儿的鼻腔是向各个方面，即向高（上下径）、长（前后径）、宽（左右径）等发展。

鼻腔在各阶段发育不平衡。出生时鼻腔的上下径为 18mm，在出生后 6 个月内发育迅速，增至 22mm。随后发育转慢，1 岁为 25.5mm，5 岁时为 29mm，6～7 岁时发育又开始迅速，达出生时的 2 倍。鼻腔前后径的发育与牙齿有关，新生儿期为 20mm，5～10 岁时增至 34.2mm，其前后径可增至 1.5 倍。鼻腔的左右径以底最宽，新生儿为 7mm，9 个月时为 8mm，5 岁时为 9.5mm，10 岁前增长缓慢，其发育也与牙齿有关。小儿鼻腔内径的测量见表 2-4 和图 2-3。

表 2-4 小儿固有鼻腔内径的测量

组别	前后径			左右径			上下径		
	$\bar{x} \pm s$（mm）	$R_{min\sim max}$（mm）	CV（%）	$\bar{x} \pm s$（mm）	$R_{min\sim max}$（mm）	CV（%）	$\bar{x} \pm s$（mm）	$R_{min\sim max}$（mm）	CV（%）
I	39.65±3.35	33.00～46.80	8.45	6.95±1.22	3.30～9.70	17.55	24.03±3.42	18.70～35.70	14.23
II	46.39±3.00	41.00～53.00	6.47	7.93±1.22	5.30～10.60	15.38	27.68±2.86	22.70～33.90	10.33
III	50.94±4.21	43.80～58.30	8.26	9.22±1.78	7.00～12.50	19.31	29.18±4.15	23.30～39.40	14.22
IV	50.50±3.47	45.30～61.40	6.87	10.56±1.70	7.50～14.30	16.10	32.02±3.40	25.20～40.80	10.62
V	57.60±3.97	48.00～67.20	6.89	11.73±1.83	7.70～16.00	15.60	38.25±3.83	30.10～49.00	10.01

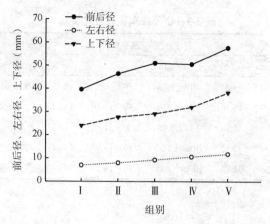

图 2-3 小儿不同年龄组固有鼻腔各径分布曲线

2. 鼻阈的发育变化 鼻前庭和固有鼻腔的分界标志为鼻阈,鼻阈至鼻咽结构的直线距离在小儿内镜操作方面可能有实用意义。鼻阈后缘至蝶筛隐窝中心、咽鼓管圆枕前缘、咽后壁正中的距离见表 2-5 和图 2-4。

表 2-5 鼻阈后缘至有关结构的距离

组别	至蝶筛隐窝中心距离			至咽鼓管圆枕前缘距离			至咽后壁正中距离		
	$\bar{x}\pm s$(mm)	$R_{min\sim max}$(mm)	CV(%)	$\bar{x}\pm s$(mm)	$R_{min\sim max}$(mm)	CV(%)	$\bar{x}\pm s$(mm)	$R_{min\sim max}$(mm)	CV(%)
I	33.48±2.75	27.70~38.40	8.21	34.87±2.69	28.00~40.40	7.71	47.26±4.22	38.00~57.50	8.93
II	38.76±2.87	33.00~44.90	7.04	40.44±2.04	37.80~45.60	5.04	56.58±3.46	50.80~64.20	6.12
III	43.24±3.56	34.00~50.70	8.23	43.19±3.78	37.00~57.80	8.75	61.14±4.32	53.20~72.70	7.07
IV	47.45±3.67	41.50~57.20	7.73	46.41±2.88	40.60~55.70	6.21	63.44±3.53	55.40~69.60	5.56
V	50.51±3.84	43.00~57.40	7.60	51.13±3.45	45.20~60.00	6.75	66.45±3.97	56.20~78.60	5.97

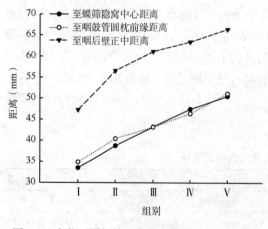

图 2-4 小儿不同年龄组鼻阈后缘至有关结构距离
分布曲线

3. 鼻腔内侧壁的发育变化 鼻腔内侧壁为鼻中隔,新生儿的鼻中隔很低。后缘位于鼻后孔之间,与硬腭成38°;以后角度改变不大,到10岁时其为42°。许多新生儿的鼻中隔见有偏曲,此为胎儿时期鼻中隔较鼻腔发育快所致。鼻中隔偏曲随年龄增长而变明显,其出现率在前6个月内为23%,1岁为37.5%,2~5岁时为44%,6~10岁时为75%,11岁以后几乎全部出现。造成鼻中隔偏曲的主要原因是筛骨垂直板和梨骨的骨化过程中发育不平衡,以及两骨连接不良。鼻中隔的位置分为3型,各组居中型均少见,约占14%。鼻中隔的位置与小儿年龄无关。鼻中隔的长度和厚度随年龄的变化而变化(表2-6)。

表 2-6 鼻中隔的测量

组别	鼻中隔长度（前后径）			鼻中隔厚度（左右径）		
	$\bar{x}\pm s$（mm）	$R_{min\sim max}$（mm）	CV（%）	$\bar{x}\pm s$（mm）	$R_{min\sim max}$（mm）	CV（%）
Ⅱ	40.45±3.68	33.1～47.5	9.10	4.19±0.78	2.4～5.7	18.62
Ⅳ	59.87±6.25	47.2～68.4	10.44	6.36±1.29	3.2～9.0	20.28

4. 鼻腔上壁、下壁的发育变化 在冠状位上，鼻腔上壁为一狭窄的裂隙，鼻腔下壁稍宽平。在矢状位上，因为鼻中隔的后缘（即犁骨的后缘）向前下倾斜，故鼻腔上壁的净长度（前后径）比下壁的稍长。鼻腔下壁在新生儿长约24mm，前6个月时进展很慢，长约27mm，3岁时为42mm，6岁时为48mm。鼻腔上壁及下壁的长度见表2-7和图2-5。

表 2-7 鼻腔上壁及下壁长

组别	鼻腔上壁			鼻腔下壁		
	$\bar{x}\pm s$（mm）	$R_{min\sim max}$（mm）	CV（%）	$\bar{x}\pm s$（mm）	$R_{min\sim max}$（mm）	CV（%）
Ⅰ	45.83±4.18	39.00～55.00	9.12	32.20±3.14	26.70～42.00	9.75
Ⅱ	46.97±5.88	33.00～56.00	12.52	34.68±1.73	31.60～39.00	4.99
Ⅲ	47.47±3.49	40.00～56.00	7.35	37.83±3.74	30.00～51.00	9.87
Ⅳ	51.84±6.02	37.00～65.00	11.61	39.99±3.11	33.60～45.10	7.78
Ⅴ	65.53±9.54	41.00～79.00	14.56	44.39±3.83	37.70～55.20	8.63

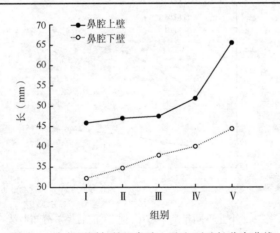

图 2-5 小儿不同年龄组鼻腔上壁和下壁长分布曲线

在标准解剖位置下，鼻腔下壁的位置可分为3型，但各组均以前高后低的倾斜位占多数，可超过60%（表2-8）。鼻腔下壁的位置与小儿年龄无关。

表 2-8 鼻腔下壁的位置（%）

组别	水平位	前高后低位	后高前低位
Ⅰ	36.67	56.67	6.67
Ⅱ	16.67	80.00	3.33
Ⅲ	26.67	70.00	3.33

续表

组别	水平位	前高后低位	后高前低位
Ⅳ	33.33	63.33	3.33
Ⅴ	20.00	53.33	26.67

5. 鼻腔外侧壁的发育变化　鼻腔的外侧壁不平整，新生儿的鼻腔外侧壁略凹凸。

（1）鼻甲的发育变化：鼻腔的外侧壁可见 3 个鼻甲呈梯形排列，其游离缘均向内下方悬垂，双侧多不对称，各组也有很大的个体差异。上鼻甲、中鼻甲和下鼻甲的大小依次递增约 1/3。小儿鼻甲相对较成人偏大。各鼻甲长、高、厚见表 2-9～表 2-11、图 2-6～图 2-8。

表 2-9　鼻甲的长度（前后径）

组别	上鼻甲 $\bar{x}\pm s$（mm）	$R_{\min\sim\max}$（mm）	CV（%）	中鼻甲 $\bar{x}\pm s$（mm）	$R_{\min\sim\max}$（mm）	CV（%）	下鼻甲 $\bar{x}\pm s$（mm）	$R_{\min\sim\max}$（mm）	CV（%）
Ⅰ	19.36±2.98	14.7～27.0	15.39	26.61±2.50	21.0～31.4	9.39	30.74±2.37	25.0～35.5	7.71
Ⅱ	20.40±5.29	9.0～39.0	25.83	32.20±2.98	23.1～39.4	9.25	35.59±2.52	30.0～40.4	7.08
Ⅲ	22.19±3.56	12.5～35.7	16.04	35.93±3.20	27.2～42.3	8.91	39.86±3.04	32.7～48.3	7.63
Ⅳ	22.84±4.13	12.0～28.8	18.08	37.70±2.24	32.5～41.2	5.94	41.39±3.23	32.4～46.0	7.80
Ⅴ	23.39±4.04	12.7～32.0	17.27	39.65±4.13	34.0～49.0	10.42	44.52±3.48	36.5～51.0	7.82

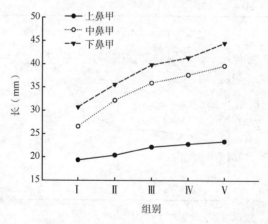

图 2-6　小儿不同年龄组鼻甲的长（前后径）分布曲线

表 2-10　鼻甲的厚（内外径）

组别	上鼻甲 $\bar{x}\pm s$（mm）	$R_{\min\sim\max}$（mm）	CV（%）	中鼻甲 $\bar{x}\pm s$（mm）	$R_{\min\sim\max}$（mm）	CV（%）	下鼻甲 $\bar{x}\pm s$（mm）	$R_{\min\sim\max}$（mm）	CV（%）
Ⅰ	1.88±0.50	1.2～3.1	26.60	3.32±0.59	2.1～4.9	17.77	4.17±0.58	2.9～5.5	13.91
Ⅱ	2.10±1.29	0.7～7.0	61.43	3.50±0.84	2.1～5.5	24.00	4.77±1.01	2.6～7.9	21.17
Ⅲ	2.75±2.31	0.6～7.5	84.00	4.50±0.96	3.1～7.2	21.33	5.85±1.05	3.7～7.9	17.95
Ⅳ	3.40±2.76	0.7～14.8	81.18	5.14±1.10	2.3～7.0	21.40	6.20±1.29	3.3～9.0	20.81
Ⅴ	2.92±1.03	1.3～5.8	35.27	6.13±1.76	3.0～11.6	28.71	7.92±1.39	5.5～12.3	17.55

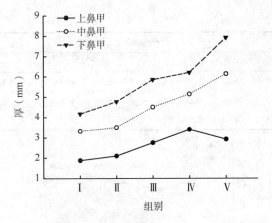

图 2-7　小儿不同年龄组鼻甲厚（内外径）分布曲线

表 2-11　鼻甲的高（上下径）

组别	上鼻甲			中鼻甲			下鼻甲		
	$\bar{x} \pm s$（mm）	$R_{min-max}$（mm）	CV（%）	$\bar{x} \pm s$（mm）	$R_{min-max}$（mm）	CV（%）	$\bar{x} \pm s$（mm）	$R_{min-max}$（mm）	CV（%）
I	5.22±0.36	2.0～9.3	45.21	5.55±1.07	3.4～7.4	19.28	7.17±1.00	5.0～9.1	13.95
II	4.41±2.03	0.7～9.3	46.03	6.46±1.16	4.2～10.8	17.96	8.47±1.25	5.5～11.3	14.76
III	3.69±1.54	1.4～10.1	41.73	7.43±1.48	5.0～11.5	19.92	9.78±1.57	5.9～12.7	16.05
IV	5.31±3.06	1.8～13.2	57.63	8.38±1.28	4.5～11.8	15.27	10.85±1.49	6.9～14.5	13.73
V	8.42±3.70	2.3～15.0	43.94	10.24±2.60	3.6～18.6	25.39	12.87±1.48	8.8～16.0	11.50

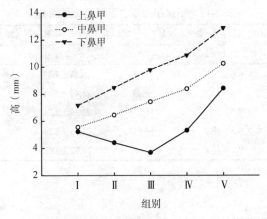

图 2-8　小儿不同年龄组鼻甲高（上下径）分布曲线

　　少数小儿尚有最上鼻甲，最上鼻甲出现于上鼻甲的后上方，位置高而深，其后端为蝶筛隐窝的前界。最上鼻甲的出现率随年龄增长而减少（表 2-12，图 2-9）。

表 2-12　最上鼻甲的测量

组别	长（前后径）			厚（内外径）			高（上下径）		
	$\bar{x} \pm s$（mm）	$R_{min-max}$（mm）	CV（%）	$\bar{x} \pm s$（mm）	$R_{min-max}$（mm）	CV（%）	$\bar{x} \pm s$（mm）	$R_{min-max}$（mm）	CV（%）
I	12.56±2.45	9.0～17.0	19.51	1.73±0.41	1.1～3.0	47.40	6.44±0.97	4.7～9.1	15.06
II	11.57±3.11	5.8～20.0	26.88	1.95±0.75	0.7～3.9	38.46	6.33±1.18	3.1～8.6	18.64

续表

组别	长（前后径）			厚（内外径）			高（上下径）		
	$\bar{x}\pm s$（mm）	$R_{min\sim max}$（mm）	CV（%）	$\bar{x}\pm s$（mm）	$R_{min\sim max}$（mm）	CV（%）	$\bar{x}\pm s$（mm）	$R_{min\sim max}$（mm）	CV（%）
Ⅲ	12.30±3.15	5.4～22.7	25.61	2.12±1.03	0.7～5.2	48.58	6.49±1.70	2.0～12.7	26.19
Ⅳ	13.05±3.25	5.0～19.0	24.90	2.20±1.12	0.6～6.2	50.91	7.42±1.75	3.5～10.5	23.58
Ⅴ	13.99±3.46	6.5～28.4	24.73	2.50±0.96	1.1～5.1	38.40	6.95±2.84	1.3～11.7	40.86

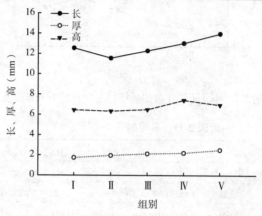

图 2-9　小儿不同年龄组最上鼻甲各径长度分布曲线

　　下鼻甲前端距鼻孔前缘中点的距离、下鼻甲后端距咽后壁中线的距离及下鼻甲游离缘距鼻腔下壁的距离见表 2-13、表 2-14、图 2-10、图 2-11。

表 2-13　下鼻甲前端、后端的位置测量

组别	下鼻甲前端至鼻孔前缘中点距离			下鼻甲后端至咽后壁中线距离		
	$\bar{x}\pm s$（mm）	$R_{min\sim max}$（mm）	CV（%）	$\bar{x}\pm s$（mm）	$R_{min\sim max}$（mm）	CV（%）
Ⅰ	9.85±1.54	6.6～14.1	15.63	16.81±3.34	10.3～26.0	19.87
Ⅱ	11.42±1.54	7.6～14.0	13.49	21.45±2.41	15.3～27.0	11.24
Ⅲ	12.72±1.41	10.1～16.6	11.08	22.68±2.71	17.5～27.9	11.95
Ⅳ	13.76±2.01	8.3～19.0	14.61	23.19±2.54	17.0～30.0	10.95
Ⅴ	14.34±1.85	9.2～17.9	12.90	22.02±3.02	13.4～28.0	13.71

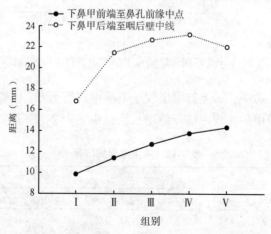

图 2-10　小儿不同年龄组下鼻甲前端、后端位置分布曲线

表 2-14　下鼻甲游离缘距鼻腔下壁的距离

组别	前部长			中部长			后部长		
	$\bar{x}\pm s$（mm）	$R_{min\sim max}$（mm）	CV（%）	$\bar{x}\pm s$（mm）	$R_{min\sim max}$（mm）	CV（%）	$\bar{x}\pm s$（mm）	$R_{min\sim max}$（mm）	CV（%）
I	2.49±0.79	1.0～4.8	31.73	2.21±0.95	0.6～5.0	42.99	2.90±0.90	1.0～4.6	24.07
II	3.77±1.50	1.0～6.5	39.79	3.07±0.93	1.5～5.2	30.29	4.57±1.10	2.0～6.9	24.07
III	4.73±1.20	2.5～7.1	25.37	3.76±1.23	2.0～7.3	32.71	5.26±1.13	3.1～8.9	21.48
IV	5.86±1.44	2.6～8.6	24.57	4.23±1.37	1.4～7.8	32.39	5.89±1.44	2.4～10.1	24.08
V	5.87±1.48	2.2～8.5	25.21	3.83±0.91	1.6～5.9	23.76	5.34±1.35	2.0～7.8	25.28

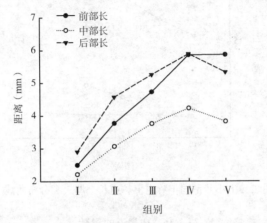

图 2-11　小儿不同年龄组下鼻甲游离缘距鼻腔下壁距离分布曲线

（2）鼻道的发育变化：鼻道的形成与鼻腔的发育密切相关，它是影响气流的通道。上鼻道、中鼻道、下鼻道在发育过程中，由于鼻腔增高，尤其是颌部逐渐向外弯和鼻甲不断增宽、增长，从而鼻道逐渐变宽。

新生儿鼻甲肥厚，并贴近外侧壁，因此上鼻道显得很窄，变化很大。出生时至 6 个月，上鼻道高为 0.25～0.5mm，以后逐渐增加（表 2-15，图 2-12）。中鼻道在出生 6 个月之内，多与下鼻道相贴，其高为 2.8mm、长为 17mm、宽为 3.7mm。在出生后的发育过程中，中鼻道的各径逐渐增加，并逐渐形成弯曲（表 2-16，图 2-13）。新生儿下鼻甲很小、很厚且位置很低，在出生后 6 个月内仍与鼻底接触，故新生儿一般无下鼻道。在出生后的发育过程中，下鼻道的各径逐渐增加（表 2-17，图 2-14）。乳儿的鼻道很窄小，呼吸时一般只能利用总鼻道，至 7 岁时各鼻道在呼吸时才能被安全利用。因此小儿通常由于伤风感冒，总鼻道因黏膜肿胀而闭塞，以致发生呼吸困难。总鼻道各径的测量见表 2-18。新生儿最上鼻道的出现率为 73% 左右，最上鼻道各径的测量见表 2-19、图 2-15。

表 2-15　上鼻道的测量

组别	长（前后径）			厚（内外径）			高（上下径）		
	$\bar{x}\pm s$（mm）	$R_{min\sim max}$（mm）	CV（%）	$\bar{x}\pm s$（mm）	$R_{min\sim max}$（mm）	CV（%）	$\bar{x}\pm s$（mm）	$R_{min\sim max}$（mm）	CV（%）
I	16.01±2.8	10.6～24.0	17.7	4.26±1.2	2.5～7.6	28.9	3.21±0.7	1.8～4.8	21..2
II	18.69±3.5	11.0～29.0	18.9	5.95±1.6	2.3～9.8	26.1	3.59±0.8	1.1～5.1	22.8

续表

组别	长（前后径）			厚（内外径）			高（上下径）		
	$\bar{x} \pm s$（mm）	$R_{\text{min~max}}$（mm）	CV（%）	$\bar{x} \pm s$（mm）	$R_{\text{min~max}}$（mm）	CV（%）	$\bar{x} \pm s$（mm）	$R_{\text{min~max}}$（mm）	CV（%）
Ⅲ	22.41±3.4	15.0~31.0	15..0	6.41±1.5	3.0~8.9	22..8	3.63±1.2	1.0~6.0	32.2
Ⅳ	22.70±3.8	16.7~30.8	16.6	8.28±2.5	2.0~13.4	29.7	3.69±1.4	0.9~9.1	38.8
Ⅴ	20.90±4.8	8.9~35.1	23..0	7.64±2.4	2.8~13.0	31.3	3.84±1.0	1.2~5.3	24.7

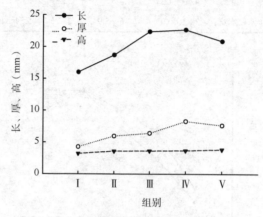

图 2-12　小儿不同年龄组上鼻道长、厚、高分布曲线

表 2-16　中鼻道的测量

组别	长（前后径）			厚（内外径）			高（上下径）		
	$\bar{x} \pm s$（mm）	$R_{\text{min~max}}$（mm）	CV（%）	$\bar{x} \pm s$（mm）	$R_{\text{min~max}}$（mm）	CV（%）	$\bar{x} \pm s$（mm）	$R_{\text{min~max}}$（mm）	CV（%）
Ⅰ	24.84±2.6	20.0~28.7	10.6	5.16±1.2	3.2~8.0	23.8	6.01±1.3	3.8~8.6	21.8
Ⅱ	30.84±2.7	25.0~27.4	8.8	5.98±1.1	3.7~9.3	18.7	7.21±1.4	4.0~12.1	18.7
Ⅲ	34.61±3.5	28.0~48.0	1.8	7.25±1.7	4.3~13.0	23.6	8.03±1.7	4.6~12.8	21.3
Ⅳ	36.74±3.1	28.6~42.6	8.4	8.24±1.7	5.4~13.4	20.2	9.22±1.5	5.3~11.8	16.4
Ⅴ	39.34±4.1	30.0~49.0	10.4	8.51±1.7	5.3~13.6	19.9	10.42±2.2	6.0~15.1	21.5

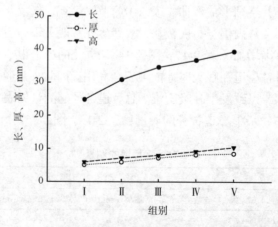

图 2-13　小儿不同年龄组中鼻道长、厚、高分布曲线

表 2-17 下鼻道的测量

组别	长（前后径）			厚（内外径）			高（上下径）		
	$\bar{x}\pm s$（mm）	$R_{min\sim max}$（mm）	CV（%）	$\bar{x}\pm s$（mm）	$R_{min\sim max}$（mm）	CV（%）	$\bar{x}\pm s$（mm）	$R_{min\sim max}$（mm）	CV（%）
I	28.84±2.7	21.0～34.2	9.5	5.39±0.9	3.5～8.0	15.6	6.86±1.2	4.5～10.4	16.9
II	34.97±2.5	30.0～40.0	7.1	6.23±1.3	3.8～9.2	20.1	8.13±1.4	5.0～11.3	16.6
III	38.60±3.5	31.5～43.4	8.9	7.45±1.2	5.4～10.5	16.2	9.8±1.7	6.0～14.2	17.5
IV	40.22±2.8	33.3～45.0	7.0	8.29±1.4	6.1～11.5	17.1	11.39±1.7	8.4～15.9	15.3
V	43.02±3.9	34.4～52.0	9.00	10.04±1.9	6.7～15.3	19.1	12.83±2.0	8.0～16.0	15.5

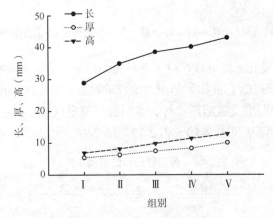

图 2-14 小儿不同年龄组下鼻道长、厚、高分布曲线

表 2-18 总鼻道的测量

组别	长（前后径）			厚（内外径）			高（上下径）		
	$\bar{x}\pm s$（mm）	$R_{min\sim max}$（mm）	CV（%）	$\bar{x}\pm s$（mm）	$R_{min\sim max}$（mm）	CV（%）	$\bar{x}\pm s$（mm）	$R_{min\sim max}$（mm）	CV（%）
I	—	—	—	1.98±0.9	0.1～4.0	47.5	—	—	—
II	30.14±3.4	24.3～35.1	11.2	2.93±0.8	1.0～5.0	27.7	—	—	—
III	31.44±3.2	24.0～38.1	10.1	2.95±0.8	1.1～4.4	27.5	—	—	—
IV	35.87±3.0	31.2～42.8	8.3	3.39±1.1	0.6～6.1	31.6	—	—	—
V	—	—	—	3.09±1.0	0.8～5.2	36.3	—	—	—

表 2-19 最上鼻道的测量

组别	长（前后径）			厚（内外径）			高（上下径）		
	$\bar{x}\pm s$（mm）	$R_{min\sim max}$（mm）	CV（%）	$\bar{x}\pm s$（mm）	$R_{min\sim max}$（mm）	CV（%）	$\bar{x}\pm s$（mm）	$R_{min\sim max}$（mm）	CV（%）
I	8.47±2.9	3.4～14.6	34.4	2.48±0.7	0.9～4.2	29.0	2.47±0.6	1.3～4.0	25.9
II	8.26±2.5	3.3～12.6	30.4	3.12±1.3	0.9～7.8	41.0	2.70±0.9	1.4～5.1	31.9
III	9.97±4.0	3.5～20.0	40.5	3.51±1.2	1.4～6.8	35.3	2.69±0.8	0.9～4.2	29.7
IV	9.66±3.7	3.3～16.4	38.4	3.63±1.4	1.4～6.4	38.6	2.84±1.0	0.9～5.8	36.3
V	10.45±5.5	4.0～29.0	52.7	3.96±1.3	2.5～7.2	33.6	2.69±0.6	1.7～3.7	2.6

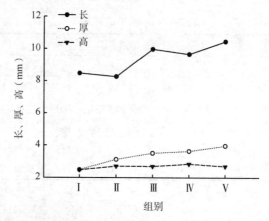

图 2-15　小儿不同年龄组最上鼻道长、厚、高分布曲线

（3）鼻泪管的发育变化：鼻泪管开口于下鼻道内的前上方，直接在下鼻甲附着处之下，距鼻孔约 30mm 处，开口处有被称为鼻泪管皱襞的黏膜皱襞或 Hasner 瓣所覆盖。鼻泪管开口的形状有圆形、卵圆形及裂隙形 3 种，鼻泪管开口形状与小儿年龄无关。鼻泪管开口的形状、径线及定位的测量见表 2-20～表 2-22、图 2-16、图 2-17。

表 2-20　鼻泪管开口的形状（%）

组别	圆形	卵圆形	裂隙形
I	31.9	34.0	34.0
II	36.4	31.8	31.8
III	22.5	37.5	40.0
IV	21.2	30.3	48.5
V	12.8	38.3	48.9

表 2-21　鼻泪管开口的径线测量

组别	鼻泪管上下径			鼻泪管前后径		
	$\bar{x} \pm s$（mm）	$R_{min\sim max}$（mm）	CV（%）	$\bar{x} \pm s$（mm）	$R_{min\sim max}$（mm）	CV（%）
I	0.78±0.4	0.2～1.8	51.3	2.34±1.2	0.3～5.4	51.3
II	1.15±0.5	0.4～2.4	43.5	2.69±1.6	0.8～8.0	57.6
III	1.20±0.7	0.4～3.9	59.2	3.23±1.6	0.7～6.2	48.3
IV	1.44±1.1	0.4～4.6	72.9	5.57±3.9	1.1～13.3	70.0
V	1.33±0.7	0.2～3.6	53.4	4.25±2.6	1.4～15.0	60.2

表 2-22　鼻泪管开口的定位测量

组别	鼻泪管开口中点至鼻阈后缘距离			鼻泪管开口中点至下鼻甲基底部距离		
	$\bar{x} \pm s$（mm）	$R_{min\sim max}$（mm）	CV（%）	$\bar{x} \pm s$（mm）	$R_{min\sim max}$（mm）	CV（%）
I	9.96±2.0	4.2～15.0	20.0	4.07±1.3	1.9～6.3	32.2
II	11.59±1.9	7.3～15.0	16.5	4.72±1.5	2.4～8.1	31.1
III	13.51±1.7	10.5～17.1	12.2	5.24±1.3	3.3～7.6	25.4
IV	14.19±2.3	7.0～18.5	15.9	5.48±1.9	1.0～9.0	34.5
V	15.62±2.3	10.1～20.0	14.6	6.42±2.1	3.8～13.4	32.9

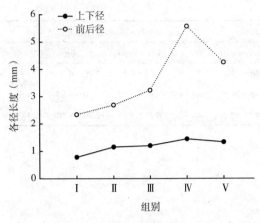

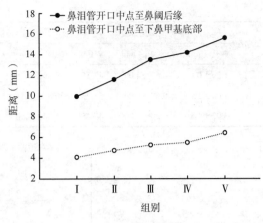

图 2-16　小儿不同年龄组鼻泪管上下径、前后径　　图 2-17　小儿不同年龄组鼻泪管开口定位分布曲线
　　　　　分布曲线

（4）鼻堤的发育变化：中鼻道的前端微隆起称为鼻堤，可分为 3 型（表 2-23）。鼻堤形态与小儿年龄无关。中鼻道外侧壁中点稍前部的膨隆称为筛泡，以半月裂为标志将筛泡分为 3 型（表 2-24），各组均以高出半月襞者居多。

表 2-23　小儿鼻堤形态（%）

组别	明显	较明显	不明显
I	83.33	6.67	10.00
II	58.33	18.33	23.33
III	60.00	15.00	25.00
IV	68.33	5.00	26.67
V	75.00	11.67	13.33

表 2-24　小儿筛泡的形态（%）

组别	高出半月襞	平半月襞	低于半月襞
I	71.67	26.67	1.67
II	96.67	—	3.33
III	100.00	—	—
IV	98.33	—	1.67
V	90.00	10.00	—

在出生后的发育过程中，中鼻道前房的深度、半月裂和鼻甲后沟的长度均逐渐增加（表 2-25，图 2-18）。

表 2-25　中鼻道前房、半月裂和鼻甲后沟的测量

组别	中鼻道前房深度			半月裂弧长			鼻甲后沟长度		
	$\bar{x} \pm s$（mm）	$R_{min \sim max}$（mm）	CV（%）	$\bar{x} \pm s$（mm）	$R_{min \sim max}$（mm）	CV（%）	$\bar{x} \pm s$（mm）	$R_{min \sim max}$（mm）	CV（%）
I	1.57±0..66	0~3.60	42.04	14.30±3.02	7.00~22.00	21.12	2.69±0.73	1.00~4.20	27.14
II	1.67±0.61	0.60~8.00	36.53	18.20±3.32	11.00~25.00	18.24	3.47±0.63	2.00~5.20	18.16

续表

组别	中鼻道前房深度			半月裂弧长			鼻甲后沟长度		
	$\bar{x} \pm s$（mm）	$R_{min\sim max}$（mm）	CV（%）	$\bar{x} \pm s$（mm）	$R_{min\sim max}$（mm）	CV（%）	$\bar{x} \pm s$（mm）	$R_{min\sim max}$（mm）	CV（%）
III	1.86±0.81	0.60～4.00	43.55	19.30±4.28	12.00～29.00	22.18	3.57±0.85	2.00～6.00	23.81
IV	2.03±1.04	0.60～4.00	51.23	20.87±3.41	14.00～31.00	16.34	3.94±0.73	2.50～5.80	18.53
V	3.92±1.86	0.20～6.80	47.45	21.60±3.52	14.00～30.00	16.30	4.21±1.04	2.70～8.80	24.70

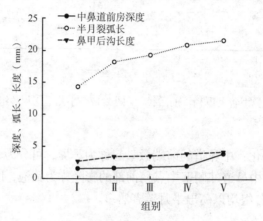

图 2-18　小儿不同年龄组中鼻道前房深度、半月裂弧长和鼻甲后沟长度分布曲线

三、鼻　旁　窦

　　小儿的鼻旁窦不发达，新生儿的上颌窦和筛窦虽已形成，但极小，额窦及蝶窦则未完全发育。上颌窦和筛窦 2 岁以后开始迅速增大，至 8 岁时已较宽而深，13 岁左右达到稳定，到智齿长出后发育完全。出生后第 2 年额窦开始出现，6 岁时如豌豆大小，7～8 岁发育迅速，12～13 岁时趋于完善。6 岁时蝶窦与鼻腔相通，然后迅速增大。由于婴幼儿的鼻窦发育较差，故其虽易患上呼吸道感染，但不易发生鼻窦炎。

（一）上颌窦的发育变化

　　上颌窦在出生时已形成一个矢状方向的小囊，冠状位呈瓶状或三角形，7 岁时为圆形，在发育过程中上颌窦的形态不断改变，主要是在 7 岁后进行，当恒牙全长出时达到稳定，智齿长出后发育完成。上颌窦开口位于内侧壁最高处，以卵圆形居多，其余尚可见锥体形、圆形、肾形和哑铃形，其直径约为 3.0mm。卵圆形的出现率随年龄增长而下降，而锥体形的出现率有随年龄增长而升高的趋势，这与在成人中以锥体形为主是一致的。上颌窦的内侧壁构成中鼻道和下鼻道外侧壁的大部分。骨性窦口有由腭骨垂直板、下鼻甲的上颌突、筛骨的钩突和泪骨的下端围成的一个小骨孔，其不直接开口于鼻腔，而进入窄的筛漏斗的后半（钩突沟内），被钩突覆盖。少数上颌窦有 1～2 个不定的副开口，据统计上颌窦 37% 有副窦口。上颌窦形态、体积及上颌窦口与鼻前孔的距离的测量见表 2-26～表 2-28、图 2-19～图 2-21。上颌窦底的位置与鼻腔下壁可同高，或上颌窦底高于、低于鼻腔下壁（表 2-29）。

表 2-26 上颌窦的外侧面观形态（%）

组别	卵圆形	锥体形	圆形	肾形	哑铃形
Ⅰ	100.0	—	—	—	—
Ⅱ	93.4±4.6	—	3.3±3.3	—	3.3±3.3
Ⅲ	86.7±6.2	3.3±3.3	6.7±4.6	3.3±3.3	—
Ⅳ	76.7±7.7	16.7±6.8	6.6±4.6	—	—
Ⅴ	43.3±9.1	50.0±9.1	6.7±4.6	—	—

表 2-27 上颌窦体积测量

组别	上下径（mm）		前后径（mm）		左右径（mm）		容积（ml）	
	$\bar{x} \pm s$	$R_{min \sim max}$	$\bar{x} \pm s$	$R_{min \sim max}$	$\bar{x} \pm s$	$R_{min \sim max}$	$\bar{x} \pm s$	$R_{min \sim max}$
Ⅰ	8.27±1.9	5.0~12.0	16.08±3.1	10.0~21.0	8.20±2.1	3.5~11.0	0.42±0.22	0.1~0.9
Ⅱ	13.15±2.8	8.0~20.0	23.57±3.2	15.0~28.0	15.93±3.4	10.0~22.0	1.67±0.75	0.5~3.0
Ⅲ	17.32±4.2	12.0~25.0	25.25±4.7	9.0~31.0	19.08±4.4	6.0~28.0	2.73±1.38	0.6~5.0
Ⅳ	21.47±4.5	15.0~36.0	28.23±4.1	19.0~36.0	23.30±5.5	13.0~34.0	4.46±2.33	1.5~10.5
Ⅴ	23.03±6.7	13.0~40.0	29.96±4.4	19.0~39.0	24.63±3.8	15.0~33.0	5.30±2.98	1.1~17.5

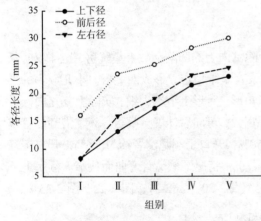

图 2-19 小儿不同年龄组上颌窦各径分布曲线

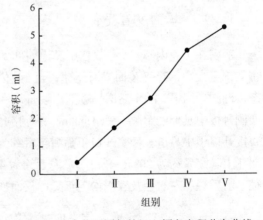

图 2-20 小儿不同年龄组上颌窦容积分布曲线

表 2-28 上颌窦口与鼻前孔的距离 单位：mm

组别	左侧		右侧	
	$\bar{x} \pm s$	$R_{min \sim max}$	$\bar{x} \pm s$	$R_{min \sim max}$
Ⅰ	23.53±3.36	17.0~30.0	23.65±3.32	17.0~30.0
Ⅱ	26.32±2.09	22.0~30.0	26.22±2.41	22.0~30.0
Ⅲ	29.92±2.58	25.0~36.0	29.32±2.86	25.0~36.0
Ⅳ	31.45±2.68	26.0~36.0	31.70±2.09	28.0~36.0
Ⅴ	36.47±4.33	27.0~42.0	36.62±3.95	30.0~44.0

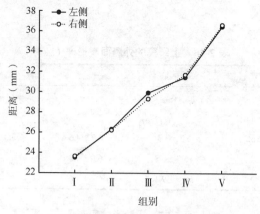

图 2-21　小儿不同年龄组上颌窦口与鼻前孔距离分布曲线

表 2-29　上颌窦底与鼻腔下壁的位置关系（%）

组别	窦底高于鼻腔下壁	窦底与鼻腔下壁等高	窦底低于鼻腔下壁
Ⅰ	70.0±8.4	30.0±8.4	—
Ⅱ	40.0±8.9	60.0±8.9	—
Ⅲ	13.4±6.2	43.3±9.1	43.3±9.1
Ⅳ	3.3±3.3	40.0±8.9	56.7±9.1
Ⅴ	3.3±3.3	30.0±8.4	66.7±8.6

（二）额窦的发育变化

额窦在 1 岁内不发育，仅在中鼻道前部见额隐窝向上的凹陷和数个小气房，至 4 岁时额窦如豌豆大小，7～8 岁时发育迅速，至 14 岁时发育基本稳定，形成四壁形。小儿额窦的形态以椭圆形居多，随年龄增长逐渐出现舟形和三角形。舟形上下端尖细，实际上其是向额骨两侧骨板中延伸的窄隙。三角形的额窦内腔更为宽大，可向后伸展至眶板。额窦借额鼻管或直接开口于中鼻道。额窦开口于筛漏斗者约为 50%，开口于额隐窝者约为 26%，开口于筛漏斗上隐窝者约为 20%，开口于筛泡者约为 4%。正常情况下额鼻管弯曲而狭窄。额窦上下径、前后径、左右径及容积均随年龄增长而加大（表 2-30，表 2-31，图 2-22，图 2-23）。

表 2-30　额窦的外侧面观形态（%）

组别	侧别	椭圆形	圆形	哑铃形	舟形	三角形	不发育
Ⅰ	左	13.3±6.2	13.3±6.2	0	0	0	73.3±8.1
	右	13.3±6.2	10.0±5.5	0	0	0	76.7±7.7
Ⅱ	左	66.7±8.6	16.7±6.08	6.7±4.5	0	0	10.0±5.5
	右	76.7±7.7	10.0±5.5	3.3±3.3	0	0	10.0±5.5
Ⅲ	左	73.3±8.1	13.3±6.2	6.7±4.5	6.7±4.5	0	0
	右	73.3±8.1	20.0±7.3	3.3±3.3	3.3±3.3	0	0
Ⅳ	左	60.0±8.9	6.7±4.6	3.3±3.3	23.3±7.7	6.7±4.5	0
	右	66.7±8.6	10.0±5.5	0	16.7±6.8	6.7±4.5	0
Ⅴ	左	63.3±8.8	3.3±3.3	0	26.7±8.1	6.7±4.5	0
	右	60.0±8.9	6.7±4.5	0	30.0±8.4	3.3±3.3	0

表 2-31　额窦的测量

组别	上下径（mm）		前后径（mm）		左右径（mm）		容积（ml）	
	$\bar{x} \pm s$	$R_{min \sim max}$	$\bar{x} \pm s$	$R_{min \sim max}$	$\bar{x} \pm s$	$R_{min \sim max}$	$\bar{x} \pm s$	$R_{min \sim max}$
I	3.71±1.14	1.5～5.0	3.34±1.11	2.0～5.0	3.98±1.35	1.8～6.0	0.02±0.01	0.01～0.05
II	5.72±1.78	3.0～11.0	5.11±1.38	2.5～8.0	4.37±1.39	2.5～10.0	0.08±0.09	0.02～0.50
III	8.28±4.03	2.0～22.0	5.43±1.72	2.0～9.0	5.48±2.61	2.0～15.0	0.19±0.32	0.02～1.50
IV	11.62±5.4	3.0～23.0	6.18±1.89	2.0～10.0	8.40±5.45	3.0～23.0	0.58±0.67	0.02～2.50
V	15.80±6.9	4.0～30.0	7.43±2.01	5.0～13.0	11.78±7.3	4.5～30.0	0.88±0.8	0.02～3.00

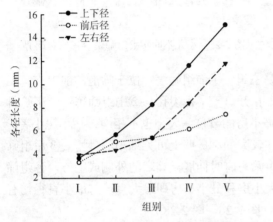

图 2-22　小儿不同年龄组额窦各径分布曲线

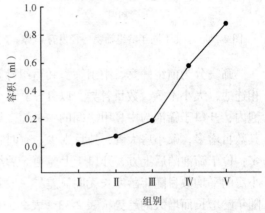

图 2-23　小儿不同年龄组额窦容积分布曲线

（三）筛窦的发育变化

筛窦为筛骨迷路内许多筛小房的总称。出生时已具备部分筛窦，出生后 1 岁内发育迅速，2～3 岁时筛房扩大逐渐深入骨中，至 12～14 岁时各组筛窦形成稳定形态。筛窦位于筛骨迷路内，气房的大小、排列及伸展范围个体差异较大，两侧常不对称。整体测量筛窦的前后径、上下径和左右径，各径均随年龄增长而增加（表 2-32，图 2-24，图 2-25）。

表 2-32　筛窦的整体测量

组别	上下径（mm）		前后径（mm）		左右径（mm）		容积（ml）	
	$\bar{x} \pm s$	$R_{min \sim max}$	$\bar{x} \pm s$	$R_{min \sim max}$	$\bar{x} \pm s$	$R_{min \sim max}$	$\bar{x} \pm s$	$R_{min \sim max}$
I	11.00±1.60	8.0～14.0	22.37±3.23	17.0～29.0	4.80±1.06	3.0～7.0	4.94±1.40	2.3～10.0
II	13.62±1.57	11.0～18.0	27.90±3.04	18.0～32.0	5.95±0.79	4.50～8.0	7.82±1.19	6.0～10.0
III	14.57±2.31	10.0～20.0	28.57±2.99	23.0～34.0	6.60±1.67	4.0～12.0	10.18±2.28	6.0～15.0
IV	16.47±2.01	12.0～20.0	31.60±2.75	25.0～36.0	7.60±1.30	5.0～10.0	12.25±2.55	8.0～17.0
V	17.05±3.12	11.0～28.0	33.10±3.47	28.0～44.0	9.02±2.14	6.0～13.0	12.53±2.57	6.5～17.0

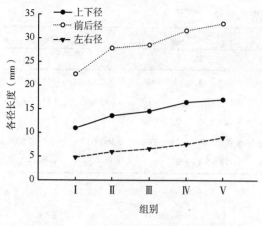

图 2-24　小儿不同年龄组筛窦各径发育趋势

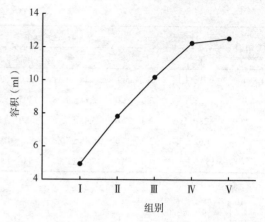

图 2-25　小儿不同年龄组筛窦容积发育趋势

　　筛窦分为前组筛窦、中组筛窦和后组筛窦三组。①前组筛窦：位于筛泡的前上方，互相连通，大小不等，数目各异，以 1～3 个小孔开口于半月裂孔。②中组筛窦：位于筛骨泡内，开口于筛泡与中鼻甲之间的中鼻道。筛小房的数目、大小也不相同，筛小房小者，其数目增多，筛小房大者，数目则少。有时在较大的小房壁上可见细小的骨嵴。③后组筛窦：位于筛泡的后上方，开口于上鼻道。后组筛窦有时伸展至蝶窦的外侧或上方。各组筛小房的平均数目随年龄增长无明显差异，最大小房和最小小房即最大直径与最小直径均有随年龄增长而增大的趋势（表 2-33～表 2-35、图 2-26～图 2-28）。

表 2-33　前组筛窦的筛泡测量

组别	数目（个）		最大直径（mm）		最小直径（mm）	
	$\bar{x} \pm s$	$R_{min\sim max}$	$\bar{x} \pm s$	$R_{min\sim max}$	$\bar{x} \pm s$	$R_{min\sim max}$
Ⅰ	2.40±0.72	1～4	2.83±0.87	1.5～5.0	1.82±0.74	0.5～3.5
Ⅱ	2.50±1.04	1～5	4.35±1.21	2.5～7.0	2.58±1.05	1.0～6.0
Ⅲ	2.90±1.30	1～6	5.82±1.40	4.0～9.0	3.40±1.40	1.0～7.0
Ⅳ	2.97±0.89	2～5	6.21±1.82	3.0～10.0	3.35±1.44	1.0～6.0
Ⅴ	3.00±1.41	1～6	7.32±2.30	3.0～11.0	3.73±1.76	2.0～10.0

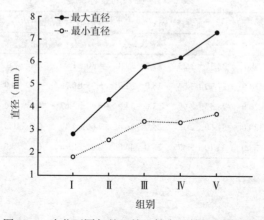

图 2-26　小儿不同年龄组前组筛窦的筛泡发育趋势

表 2-34　中组筛窦的筛泡测量

组别	数目（个）		最大直径（mm）		最小直径（mm）	
	$\bar{x}\pm s$	$R_{min\sim max}$	$\bar{x}\pm s$	$R_{min\sim max}$	$\bar{x}\pm s$	$R_{min\sim max}$
I	3.27±0.94	2～6	2.94±0.75	2.0～4.0	1.48±0.66	0.5～3.5
II	3.80±1.32	1～8	4.91±1.23	3.0～10.0	2.77±1.45	1.0～9.0
III	3.73±1.11	2～6	5.45±1.16	3.0～8.0	3.30±1.18	1.0～5.0
IV	4.13±1.48	2～7	6.35±1.33	4.0～10.0	3.28±1.12	1.0～5.0
V	3.87±1.22	2～6	6.75±1.86	3.0～10.0	3.32±1.36	1.0～8.0

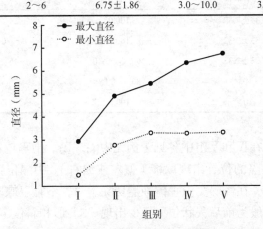

图 2-27　小儿不同年龄组中组筛窦的筛泡发育趋势

表 2-35　后组筛窦的筛泡测量

组别	数目（个）		最大直径（mm）		最小直径（mm）	
	$\bar{x}\pm s$	$R_{min\sim max}$	$\bar{x}\pm s$	$R_{min\sim max}$	$\bar{x}\pm s$	$R_{min\sim max}$
I	3.60±1.61	1～8	3.53±1.30	1.5～7.0	2.05±1.50	0.5～6.0
II	4.43±1.59	2～9	5.42±1.39	3.0～9.0	2.63±0.95	1.0～5.0
III	4.10±1.60	1～8	7.58±2.67	3.0～14.0	2.88±0.92	1.0～4.0
IV	5.40±2.25	2～11	8.37±1.63	5.0～12.0	3.45±1.37	1.0～5.0
V	3.60±1.35	1～6	8.38±2.20	4.0～13.0	3.65±1.74	2.0～11.0

（四）蝶窦的发育变化

出生时蝶窦为蝶隐窝，是一个小的黏膜囊，位于鼻腔的后上方，与蝶骨没有接触，1岁时进入软骨部，3～4岁时开始气化，7岁时发展迅速，10岁时扩大成圆形，11岁起形态不规则，不同程度地向蝶骨深入。一般到12～15岁时，其多已形成稳定的形态。两窦之间的中隔多偏向一侧。新生儿蝶窦未发育者近半数（43.33%），已发育者各年龄组每侧蝶窦绝大多数为单房，仅在大龄组中出现

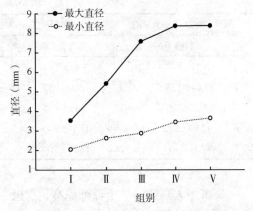

图 2-28　小儿不同年龄组后组筛窦的筛泡发育趋势

多房（表 2-36）。

　　根据窦腔与蝶鞍的相互关系，成人的蝶窦发育类型分为 6 种，即枕鞍型、全鞍型、半鞍型、鞍前型、甲介型和未发育型。与成人相比，小儿蝶窦未发育的出现率较高，并多数属鞍前型和甲介型。

表 2-36　蝶窦的发育与房数观察统计（%）

组别	未发育	已发育		
		单房	双房	多房
I	3.33±2.32	100.00		0
II	3.33±2.32	100.00	0	0
III	3.33±2.32	96.55±2.40	3.45±2.40	0
IV	0	86.67±4.39	0	13.33±4.39
V	0	100.00		

　　蝶窦中隔：本研究在 IV 和 V 组中各见 1 例无中隔蝶窦。中隔位置居中者占大多数，随着小儿的生长发育，中隔的位置出现偏移（偏左或偏右）。中隔位置偏移的发生率随小儿年龄增长而增高。因此，在经蝶窦做垂体肿瘤切除术时，不宜以蝶窦中隔后缘作为中线标志。蝶窦中隔的方向一般为前后矢状位，极少出现"S"形和斜位（表 2-37）。小儿蝶窦随年龄增长而增大，各径长度和容积见表 2-38、图 2-29、图 2-30。

表 2-37　小儿蝶窦中隔的位置和方向（%）

组别	中隔的位置		中隔的方向		
	居中	偏移	前后位	斜位	"S"形
I	100.00	0	100.00	0	0
II	96.55±3.39	3.45±3.39	100.00	0	0
III	86.21±6.40	13.79±6.40	96.55±3.39	0	3.45±3.39
IV	62.07±9.01	37.93±9.01	86.21±6.40	3.45±3.39	10.34±5.65
V	51.72±9.28	48.28±9.28	96.55±3.39	3.45±3.39	0

表 2-38　蝶窦的测量

组别	上下径（mm）		前后径（mm）		左右径（mm）		容积（ml）	
	$\bar{x}\pm s$	$R_{min\sim max}$	$\bar{x}\pm s$	$R_{min\sim max}$	$\bar{x}\pm s$	$R_{min\sim max}$	$\bar{x}\pm s$	$R_{min\sim max}$
I	4.39±1.47	2.0～9.0	3.59±1.04	2.0～6.5	3.70±1.27	1.5～6.0	0.04±0.09	0.01～0.10
II	5.64±1.39	2.5～8.0	4.41±1.30	3.0～8.0	4.45±1.38	2.0～7.5	0.07±0.11	0.01～0.60
III	7.21±2.84	3.0～15.0	6.43±3.64	2.0～18.0	7.15±3.01	3.0～14.0	0.18±0.20	0.02～0.50
IV	12.90±5.62	5.5～30.0	11.50±5.43	4.5～25.0	12.00±5.06	5.0～27.0	0.86±0.91	0.02～4.00
V	14.11±4.97	7.0～28.0	15.28±7.38	5.0～32.0	13.59±5.23	7.0～25.0	1.20±1.12	0.06～4.50

　　蝶窦绝大多数开口于蝶筛隐窝，仅极少数单侧或双侧开口于最上鼻道。蝶窦开口与窦底的距离随年龄增长而增大（表 2-39，图 2-31）。

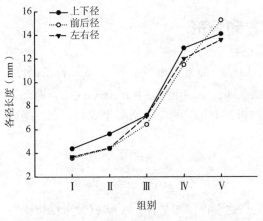

图 2-29　小儿不同年龄组蝶窦各径分布曲线

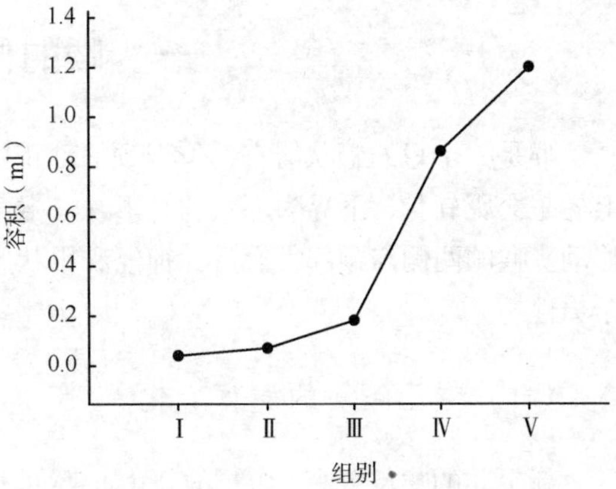

图 2-30　小儿不同年龄组蝶窦容积分布曲线

表 2-39　蝶窦口距蝶窦底的高度　　　　　　　　　　单位：mm

组别	左侧		右侧	
	$\bar{x} \pm s$	$R_{min \sim max}$	$\bar{x} \pm s$	$R_{min \sim max}$
I	3.01±1.33	0.0~7.0	2.67±1.23	0.0~6.0
II	3.77±1.17	2.0~6.0	3.76±1.15	2.0~6.0
III	4.83±2.23	2.0~10.0	4.52±1.95	1.0~10.0
IV	7.20±2.63	3.0~12.0	6.58±2.07	3.0~11.0
V	7.18±2.34	2.0~12.0	6.68±2.45	3.0~13.0

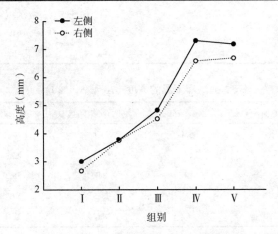

图 2-31　小儿不同年龄组蝶窦口距蝶窦底高度分布曲线

第二节　喉

喉既是呼吸的通道，又是发音器官。喉以软骨为支架，借关节、韧带和肌肉连结而成。

一、喉的位置和外形

喉是一个短的管状器官，位于颈前部正中，喉咽的前方，相当于第 5～6 颈椎的高度，上界是会厌软骨，下界为环状软骨下缘。喉上通喉咽，下续气管，可随吞咽或发音而上下移动。喉的两侧与颈部大血管、神经和甲状腺相邻。小儿喉的位置略高于成人，女性略高于男性。

（一）喉上下界的发育变化

新生儿的喉位置高，2/3 的新生儿喉的上端高达寰椎前弓平面，甲状软骨上缘位于舌骨体下缘的后方，且上角与舌骨相接触，显示甲状舌骨膜很短。环状软骨下缘平第 3～4 颈椎椎间盘，比成年人约高 3 个椎体。喉的位置随年龄增长而逐渐下移，1 岁时环状软骨降至第 4～5 颈椎椎间盘，5～6 岁时喉位于第 3 颈椎椎体与第 5、6 颈椎椎体之间，喉与舌骨的间距随之增宽，到青春期与成人相仿，环状软骨平第 6、7 颈椎椎间盘。喉的上界、下界与颈椎椎体的对应关系见表 2-40 和表 2-41。

表 2-40　喉上界的高度（出现率，%）

	第 1 颈椎	第 1 颈椎椎间盘	第 2 颈椎	第 2 颈椎椎间盘	第 3 颈椎
I	11.5	69.2	19.2	—	—
II	—	26.7	63.3	10.0	—
III	—	—	12.5	58.3	29.2
IV	—	—	7.7	61.5	30.8
V	—	—	4.0	40.0	56.0

表 2-41　喉下界的高度（出现率，%）

	第 3 颈椎椎间盘	第 4 颈椎	第 4 颈椎椎间盘	第 5 颈椎	第 5 颈椎椎间盘
I	11.5	65.4	23.1	—	—
II	—	13.3	63.3	23.3	—
III	—	—	8.3	58.3	33.3
IV	—	—	11.5	57.7	30.8
V	—	—	8.0	32.0	60.0

（二）喉外径的发育变化

在标准解剖位置下测量（图 2-32）：①前面上下径（c—d），正中线上甲状软骨上切迹两端的连线与环状软骨下缘的垂直高度；②上左右径（e—f），甲状软骨上角根部的连线，为喉上部的最宽处；③下左右径（g—h），甲状软骨下角尖端的连线，即环甲关节处，为喉下部的最宽处；④上前后径（j—k），甲状软骨切迹最前端与上左右径的前后距离，为喉的最大前后径（表 2-42，图 2-33）。

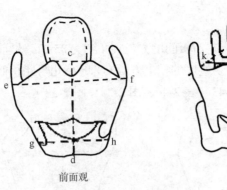

前面观　　　　　　　　　侧面观

图 2-32　喉各外径

表 2-42　小儿喉的外径

组别	前面上下径（c—d）			上左右径（e—f）			下左右径（g—h）			前后径（j—k）		
	$\bar{x} \pm s$ （cm）	$R_{\text{min-max}}$ （cm）	CV （%）	$\bar{x} \pm s$ （cm）	$R_{\text{min-max}}$ （cm）	CV （%）	$\bar{x} \pm s$ （cm）	$R_{\text{min-max}}$ （cm）	CV （%）	$\bar{x} \pm s$ （cm）	$R_{\text{min-max}}$ （cm）	CV （%）
I	1.9±0.2	1.8～2.1	11.9	2.0±0.2	1.1～2.4	10.7	1.2±0.1	1.0～1.5	10.7	1.9±0.2	1.7～2.1	10.3
II	2.0±0.2	1.8～2.4	7.4	2.2±0.2	1.9～2.7	8.3	1.4±0.1	1.1～1.6	7.3	2.0±0.2	1.8～2.4	7.4
III	2.3±0.2	1.9～2.8	8.3	2.5±0.2	1.9～2.9	10.5	1.5±0.2	1.3～2.0	10.0	2.3±0.2	1.9～2.8	8.3
IV	2.5±0.2	2.2～2.7	7.3	2.8±0.3	2.1～3.2	12.0	1.6±0.2	1.1～1.9	9.9	2.5±0.2	2.2～2.7	7.2
V	3.1±0.2	2.5～4.0	7.8	2.9±0.3	2.7～3.7	11.1	1.9±0.1	1.8～2.2	5.8	3.1±0.3	2.5～4.0	10.4

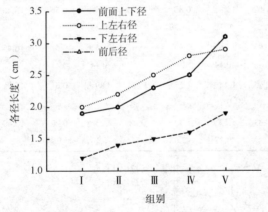

图 2-33　小儿不同年龄组喉外径分布曲线

前面上下径与前后径重叠

二、喉 软 骨

　　喉软骨是喉的支架，由甲状软骨、环状软骨、会厌软骨和成对的杓状软骨构成。小儿喉软骨柔软细弱，缺乏弹性组织，大约从 4 岁开始可以辨认出喉结，10 岁时看得更清楚，到青春期，特别是男性更加突出而显示出性别差异。

（一）甲状软骨的发育变化

新生儿甲状软骨前角呈弧形,左右板间的方位夹角约为85.7°,最前突出的部分约23%恰在上切迹的底部,约77%位于切迹底的稍上方,75%的小儿与此相似。各组的上角均比下角长,约为下角的1倍(表2-43~表2-46、图2-34~图2-38)。

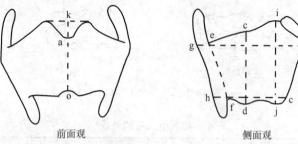

前面观　　　　　　　侧面观

图 2-34　甲状软骨

表 2-43　甲状软骨测量（1）

组别	甲状软骨板中部长度（c—d）			甲状软骨板后缘长度（g—h）			上角长度			下角长度		
	$\bar{x}\pm s$（cm）	$R_{min \sim max}$（cm）	CV（%）	$\bar{x}\pm s$（cm）	$R_{min \sim max}$（cm）	CV（%）	$\bar{x}\pm s$（cm）	$R_{min \sim max}$（cm）	CV（%）	$\bar{x}\pm s$（cm）	$R_{min \sim max}$（cm）	CV（%）
I	1.18±0.11	1.02~1.69	9.32	1.01±0.10	0.86~1.15	9.90	0.71±0.12	0.53~0.99	16.90	0.40±0.04	0.34~0.48	10.00
II	1.28±0.13	1.11~1.65	10.2	1.09±0.12	0.88~1.29	11.01	0.79±0.13	0.55~1.20	16.46	0.40±0.05	0.25~0.50	12.50
III	1.44±0.13	1.11~1.73	9.03	1.26±0.14	0.99~1.65	11.11	0.85±0.14	0.57~1.19	16.47	0.42±0.05	0.30~0.50	11.90
IV	1.60±0.14	1.35~1.90	8.75	1.44±0.16	1.23~1.82	10.81	0.89±0.15	0.61~1.22	16.85	0.47±0.06	0.28~0.57	12.77
V	1.80±0.15	1.55~2.05	8.33	1.72±0.17	1.30~2.05	9.88	1.25±0.13	0.90~1.94	10.40	0.51±0.06	0.25~0.65	11.76

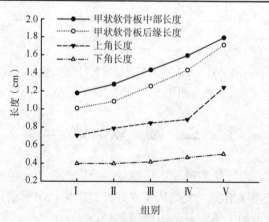

图 2-35　小儿不同年龄组甲状软骨各部长度分布曲线

表 2-44 甲状软骨测量（2）

组别	甲状软骨板上缘宽（a—g）			甲状软骨板下缘宽（o—h）			甲状软骨板前部高（i—j）			甲状软骨板后部高（e—f）		
	$\bar{x}\pm s$（cm）	$R_{min\sim max}$（cm）	CV（%）	$\bar{x}\pm s$（cm）	$R_{min\sim max}$（cm）	CV（%）	$\bar{x}\pm s$（cm）	$R_{min\sim max}$（cm）	CV（%）	$\bar{x}\pm s$（cm）	$R_{min\sim max}$（cm）	CV（%）
I	1.65±0.17	1.24～1.98	10.30	1.38±0.11	1.20～1.68	7.97	1.21±0.09	1.02～1.36	7.44	0.94±0.09	0.77～1.10	9.57
II	1.81±0.25	0.81～2.13	13.81	1.52±0.12	1.35～1.83	7.89	1.33±0.09	1.17～1.54	6.77	1.06±0.12	0.83～1.35	11.32
III	2.10±0.17	1.75～2.50	8.10	1.65±0.11	1.40～1.90	6.67	1.47±0.11	1.28～1.70	7.48	1.26±0.14	0.90～1.58	11.11
IV	2.35±0.20	2.05～3.00	8.51	1.87±0.17	1.57～2.43	9.09	1.64±0.15	1.25～1.95	9.15	1.43±0.18	1.15～1.80	12.59
V	2.60±0.13	2.32～2.80	5.00	2.20±0.15	1.90～2.77	6.82	1.91±0.19	1.65～2.89	9.95	1.60±0.15	1.30～1.90	9.38

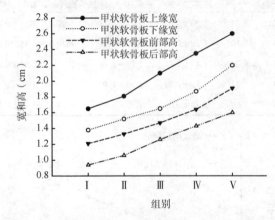

图 2-36 小儿不同年龄组甲状软骨板宽和高分布曲线

表 2-45 甲状软骨测量（3）

组别	前缘长			上切迹深			上口横径			下口横径		
	$\bar{x}\pm s$（cm）	$R_{min\sim max}$（cm）	CV（%）	$\bar{x}\pm s$（cm）	$R_{min\sim max}$（cm）	CV（%）	$\bar{x}\pm s$（cm）	$R_{min\sim max}$（cm）	CV（%）	$\bar{x}\pm s$（cm）	$R_{min\sim max}$（cm）	CV（%）
I	0.88±0.06	0.80～1.00	6.82	1.38±0.04	0.25～0.47	1.38±0.04	1.67±0.16	1.36～2.33	9.50	1.28±0.10	1.07～1.95	7.81
II	1.06±0.09	0.82～1.91	8.49	0.39±0.03	0.25～0.53	0.39±0.03	1.75±0.15	1.40～2.40	8.57	1.33±0.09	1.15～1.96	6.77
III	1.06±0.08	0.87～1.23	7.55	0.44±0.03	0.30～0.60	0.44±0.03	2.00±0.20	1.45～3.67	10.50	1.61±0.11	1.30～2.73	6.83
IV	1.12±0.09	1.00～1.35	8.04	0.50±0.04	0.34～0.70	0.50±0.04	2.37±0.25	1.60～2.95	10.55	1.98±0.13	1.36～2.87	6.57
V	1.38±0.12	1.09～2.33	8.70	0.50±0.03	0.49～1.10	0.50±0.03	2.74±0.27	2.20～3.13	9.85	2.16±0.15	1.75～2.85	6.94

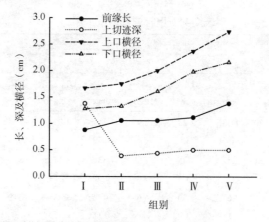

图 2-37 小儿不同年龄组甲状软骨前缘长、上切迹深及上、下口横径分布曲线

表 2-46 甲状软骨测量（4）

组别	最大前后径			最小前后径			上甲状结节间距		
	$\bar{x} \pm s$（cm）	$R_{min \sim max}$（cm）	CV（%）	$\bar{x} \pm s$（cm）	$R_{min \sim max}$（cm）	CV（%）	$\bar{x} \pm s$（cm）	$R_{min \sim max}$（cm）	CV（%）
I	1.54±0.13	1.36~1.62	8.44	1.20±0.06	1.05~1.27	5.00	2.24±0.22	1.75~2.60	9.82
II	1.69±0.12	1.55~1.99	7.10	1.29±0.08	1.15~1.49	6.20	2.38±0.17	2.05~2.79	7.14
III	1.82±0.16	1.55~2.05	8.79	1.43±0.11	1.26~1.75	7.69	2.65±0.26	2.15~3.30	9.81
IV	1.93±0.15	1.66~2.27	7.77	1.51±0.09	1.35~1.70	5.96	2.92±0.27	2.30~3.45	9.25
V	2.22±0.17	1.80~2.49	7.66	1.90±0.09	1.70~2.45	4.74	3.44±0.19	3.47~3.80	5.52

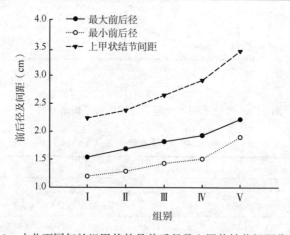

图 2-38 小儿不同年龄组甲状软骨前后径及上甲状结节间距分布曲线

（二）环状软骨的发育变化

新生儿环状软骨板向后的倾斜角约为 95°，与环状软骨弓高度之比大于 1∶30。上口的前后径均大于横径，新生儿上口的前后径是横径的 1.6 倍，小儿组均为 1.4 倍，这可能是新生儿环状软骨板向后倾斜的缘故。下口的横径均稍大于前后径，前后径与横径之比除第 II 组为 1∶1 以外，其余各组均为 1∶1.1。环状软骨的测量见表 2-47、表 2-48、图 2-39、图 2-40。

表 2-47　环状软骨测量（1）

组别	上口前后径			上口横径			下口前后径			下口横径		
	$\bar{x}\pm s$（cm）	$R_{min\sim max}$（cm）	CV（%）	$\bar{x}\pm s$（cm）	$R_{min\sim max}$（cm）	CV（%）	$\bar{x}\pm s$（cm）	$R_{min\sim max}$（cm）	CV（%）	$\bar{x}\pm s$（cm）	$R_{min\sim max}$（cm）	CV（%）
I	1.11± 0.10	0.96～ 1.30	9.00	0.82± 0.08	0.63～ 1.14	9.76	0.70± 0.06	0.52～ 0.87	8.57	0.76± 0.05	0.43～ 0.98	6.50
II	1.17± 0.12	0.95～ 1.42	10.25	0.83± 0.09	0.72～ 1.16	10.84	0.83± 0.08	0.70～ 1.04	9.64	0.87± 0.06	0.68～ 1.85	6.90
III	1.22± 0.13	1.00～ 1.60	10.66	0.90± 0.10	0.70～ 1.45	11.11	0.88± 0.07	0.76～ 1.20	7.95	0.95± 0.07	0.75～ 1.44	7.37
IV	1.42± 0.15	1.10～ 1.83	10.56	1.02± 0.10	0.79～ 1.86	9.80	1.00± 0.08	0.72～ 1.67	8.00	1.11± 0.08	0.84～ 1.70	7.27
V	1.71± 0.20	1.42～ 2.50	11.70	1.21± 0.12	0.82～ 2.08	9.92	1.23± 0.10	0.97～ 1.82	8.13	1.36± 0.08	1.20～ 2.00	5.88

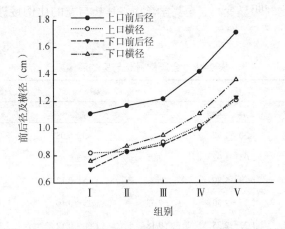

图 2-39　小儿不同年龄组环状软骨上下口各径分布曲线

表 2-48　环状软骨测量（2）

组别	弓高			板高			最大横径			周径长		
	$\bar{x}\pm s$（cm）	$R_{min\sim max}$（cm）	CV（%）	$\bar{x}\pm s$（cm）	$R_{min\sim max}$（cm）	CV（%）	$\bar{x}\pm s$（cm）	$R_{min\sim max}$（cm）	CV（%）	$\bar{x}\pm s$（cm）	$R_{min\sim max}$（cm）	CV（%）
I	0.34± 0.03	0.25～ 0.43	8.82	1.04± 0.06	0.95～ 1.10	5.77	1.22± 0.13	0.99～ 1.49	10.66	3.82± 0.41	2.70～ 4.20	10.73
II	0.38± 0.03	0.34～ 0.52	7.89	1.16± 0.12	1.00～ 1.43	10.34	1.37± 0.10	1.14～ 1.55	7.30	4.23± 0.33	3.70～ 4.80	7.80
III	0.41± 0.05	0.30～ 0.50	12.20	1.36± 0.12	1.15～ 1.62	8.82	1.50± 0.15	1.28～ 2.04	10.00	4.83± 0.43	4.00～ 6.20	8.70
IV	0.46± 0.05	0.36～ 0.60	10.87	1.47± 0.13	1.23～ 1.74	8.84	1.61± 0.16	1.12～ 1.91	9.94	5.09± 0.34	4.60～ 6.00	6.68
V	0.58± 0.06	0.50～ 0.64	10.34	1.75± 0.14	1.50～ 2.00	8.00	1.90± 0.11	1.80～ 2.23	5.79	6.05± 0.39	5.50～ 6.90	6.45

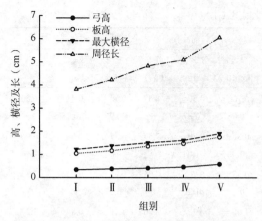

图 2-40　小儿不同年龄组环状软骨发育趋势

（三）会厌软骨的发育变化

新生儿会厌软骨宽而较短，表面平滑不见结节，后面呈纵行凹曲，两侧缘向前卷曲，呈沟形，位置较倾斜，喉口呈哑铃状，上缘常与咽后壁相接触，一般认为，这些特点是婴儿吸奶或吸水时容易吞入咽喉的原因。会厌软骨下端尖形不明显。随着年龄增长，会厌软骨变得较为扁平和向横的方向发展，一般 1～3 岁时，中间已出现结节，但边缘仍卷起，8 岁时仍卷起少许，10 岁左右才不卷起。新生儿组，会厌软骨的长略大于宽（长：度=1.2：1）；1 岁前，会厌软骨的长发育迅速，明显大于宽（长：宽=1.89：1）；1 岁以后，会厌软骨的长发育变缓，长与宽的比例明显变小，至高学龄组，其长与宽的比例接近成人（约为 1.2：1）（表 2-49，图 2-41）。

表 2-49　会厌软骨长与宽的测量

组别	长			宽		
	$\bar{x} \pm s$（cm）	$R_{min \sim max}$（cm）	CV（%）	$\bar{x} \pm s$（cm）	$R_{min \sim max}$（cm）	CV（%）
I	1.51±0.18	1.20～1.90	11.92	0.80±0.08	0.66～0.90	10.00
II	1.51±0.12	1.03～1.92	7.95	0.94±0.09	0.60～1.35	9.57
III	1.52±0.17	1.19～1.80	11.11	1.15±0.12	0.70～1.50	10.43
IV	1.83±0.14	1.25～2.30	7.65	1.25±0.10	0.75～1.80	8.00
V	1.96±0.18	1.77～2.35	9.18	1.60±0.12	1.23～1.91	8.00

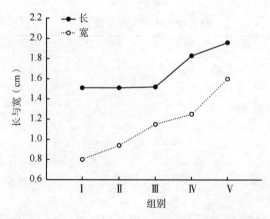

图 2-41　小儿不同年龄组会厌软骨长与宽分布曲线

（四）杓状软骨的发育变化

新生儿杓状软骨的尖底高为 0.44cm，以后各组逐渐增高，Ⅴ组比新生儿的尖底高近 1
倍（表 2-50，图 2-42）。

表 2-50 杓状软骨高度测量

组别	$\bar{x} \pm s$（cm）	$R_{min\sim max}$（cm）	CV（%）
Ⅰ	0.48±0.05	0.32～0.57	10.42
Ⅱ	0.57±0.06	0.46～0.64	10.53
Ⅲ	0.63±0.05	0.57～0.80	7.94
Ⅳ	0.72±0.07	0.58～1.29	9.72
Ⅴ	0.86±0.08	0.70～0.96	9.30

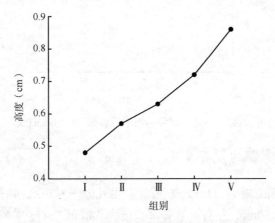

图 2-42 小儿不同年龄组杓状软骨高度分布曲线

三、喉腔的发育变化

小儿喉腔较成人狭窄而长，初呈漏斗形，以后呈圆柱形，喉腔黏膜柔嫩，富于血管和
淋巴组织，黏膜下层组织疏松，因此轻微的炎症或急性咽喉炎即可导致充血水肿，引起喉
头狭窄、呼吸困难，甚至喉部阻塞，危及生命。

（一）喉腔各部的发育变化

新生儿喉腔较狭小，其喉口较低而宽，高（从杓状软骨切迹至会厌上缘）：宽为 7.5：6.5，
约等于 1：0.87。1 岁前，喉口由于会厌竖起而增高较多，此时宽度的发育很小，约在 6 岁
时宽度才再次增加。新生儿喉口呈纵行的哑铃形或被会厌覆盖，Ⅰ组也有部分喉口被覆盖，
其他各组喉口均开放。喉前庭、喉中间腔及声门下腔的高度均随年龄增长而增大（表 2-51，
图 2-43）。

表 2-51　喉腔各部的高度测量

组别	喉前庭			喉中间腔			声门下腔		
	$\bar{x} \pm s$（cm）	$R_{min\sim max}$（cm）	CV（%）	$\bar{x} \pm s$（cm）	$R_{min\sim max}$（cm）	CV（%）	$\bar{x} \pm s$（cm）	$R_{min\sim max}$（cm）	CV（%）
I	1.58±0.18	1.23～1.95	11.39	0.07±0.04	0.01～0.16	57.14	1.09±0.12	0.96～1.40	11.01
II	1.74±0.18	1.42～2.10	10.34	0.07±0.05	0.01～0.22	71.43	1.19±0.13	1.00～1.45	10.92
III	2.03±0.15	1.42～2.30	7.39	0.08±0.04	0.03～0.10	50.00	1.28±0.11	1.10～1.60	8.59
IV	2.31±0.19	1.60～2.78	8.23	0.12±0.08	0.03～0.33	66.67	1.40±0.15	1.10～1.77	10.71
V	2.65±0.20	2.46～2.95	7.55	0.13±0.08	0.02～0.39	61.54	1.83±0.17	1.52～2.70	9.29

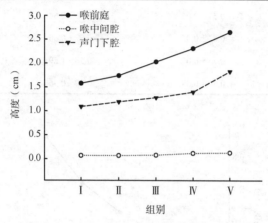

图 2-43　小儿不同年龄组喉腔各部高度分布曲线

（二）前庭襞和声襞的发育变化

声襞与前庭襞前端距离为 11mm 左右。新生儿的一对声襞向后下倾斜，其长度约为 63mm，中膜部长度为 30mm 左右，软骨部长度为 34mm 左右。1 岁前，软骨间部发育较快，膜间部多保持原来长度。随年龄增长，软骨间部发育甚微，而膜间部反而增长较多。新生儿声门裂较狭窄，声带较短而薄。小儿声带的弹性纤维和喉部肌肉发育尚未完善，易出现疲劳，故喊叫哭啼后易出现声音嘶哑。喉腔黏膜襞的测量见表 2-52、图 2-44。

表 2-52　喉腔黏膜襞的测量

组别	前庭襞长			声襞长			声襞膜部长			声襞软骨长		
	$\bar{x} \pm s$（cm）	$R_{min\sim max}$（cm）	CV（%）	$\bar{x} \pm s$（cm）	$R_{min\sim max}$（cm）	CV（%）	$\bar{x} \pm s$（cm）	$R_{min\sim max}$（cm）	CV（%）	$\bar{x} \pm s$（cm）	$R_{min\sim max}$（cm）	CV（%）
I	0.50±0.06	0.30～0.70	12.00	0.74±0.05	0.63～0.82	6.76	0.35±0.03	0.29～0.39	8.57	0.38±0.04	0.33～0.43	10.53
II	0.63±0.08	0.44～0.77	12.70	0.79±0.10	0.63～1.07	12.66	0.38±0.05	0.30～0.53	13.16	0.42±0.05	0.34～0.55	11.90
III	0.73±0.10	0.50～0.94	13.70	0.94±0.14	0.69～1.27	14.89	0.46±0.07	0.34～0.38	15.22	0.48±0.07	0.36～0.59	14.58
IV	0.77±0.09	0.65～1.00	11.69	1.04±0.12	0.78～1.30	11.59	0.54±0.06	0.41～0.68	11.11	0.50±0.05	0.37～0.62	10.00
V	0.89±0.06	0.78～1.00	6.74	1.32±0.19	1.07～1.64	14.39	0.72±0.09	0.59～0.86	12.50	0.61±0.09	0.49～0.77	14.75

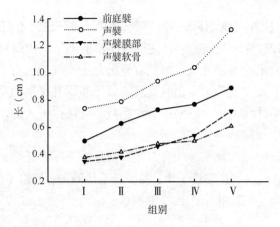

图 2-44　小儿不同年龄组喉腔黏膜襞长分布曲线

（三）喉室的发育变化

喉中间腔向两侧突出为喉室，新生儿喉室较浅，24mm左右，而喉小囊的高度则为28mm左右，有的接近甲状软骨上缘。喉室的测量见表 2-53 和图 2-45。

表 2-53　喉室深度

组别	$\bar{x} \pm s$（cm）	$R_{min\sim max}$（cm）	CV（%）
I	0.30±0.05	0.10～0.53	16.67
II	0.26±0.04	0.10～0.45	15.38
III	0.38±0.05	0.15～0.54	13.16
IV	0.37±0.05	0.22～0.56	13.51
V	0.42±0.06	0.25～0.51	14.29

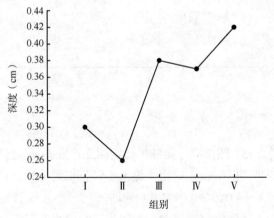

图 2-45　小儿不同年龄组喉室深度分布曲线

第三节　气管和支气管

气管上接环状软骨，经颈部正中下行入胸腔。气管依据其行程和位置，可分为颈部和胸部。颈部气管较短，位置表浅，体表可以摸到；胸部气管较长，位于纵隔内。气管由16～20个"C"字形的气管软骨环及连接各环之间的平滑肌和结缔组织构成。

支气管是由气管分出的各级分支，由气管分出左主支气管、右主支气管，进入肺内又分为肺叶支气管。气管和支气管主要由软骨环、纤维组织和平滑肌构成，内面衬以黏膜。黏膜上皮为假复层纤毛柱状上皮，黏膜能分泌黏液，可粘住吸入的灰尘和细菌，再经纤毛运动将其清除体外，以保持吸入空气的清洁。

婴幼儿气管和支气管相对狭窄，软骨柔嫩纤细且缺乏弹性纤维，黏膜血管丰富而呈粉红色，黏液腺分泌黏液较少，管腔较干燥，黏膜纤毛运动差，所以不能很好地消除分泌物，易发生感染，感染后也易引起狭窄而致呼吸困难。

一、气　管

（一）气管下界高度的发育变化

小儿气管上端多数平对第4颈椎，下端多数平对第3～4胸椎（表2-54）。新生儿气管上端相当于第3颈椎高度，其分叉为左右主支气管处相当于第3胸椎水平，随年龄增长而逐渐下降，到12岁时可降到第4胸椎水平。出生4～5个月的小儿气管呈漏斗状，略弯曲，稍偏于中线右侧，位置较成人高，其位置与环状软骨的位置有关。

表 2-54　气管下界的高度

组别	平对序数	波动范围	占比（%）
I	T_{3-4}	T_{3-5}	90.00 ± 5.48
II	T_{3-4}	T_{3-5}	86.67 ± 6.21
III	T_{3-4}	T_{3-6}	80.00 ± 7.30
IV	T_{3-4}	T_{3-5}	76.67 ± 7.72
V	T_{3-4}	T_{3-5}	76.67 ± 7.72

注：T 为胸椎。

（二）气管长度和内径的发育变化

小儿气管长度（表2-55，图2-46）在各年龄组间无性别差异，但随身高的增加而增长，增长速度以 I、II 组较快。根据临床应用，提出了以身长为变量，推算出小儿 I～V 组气管长度的回归方程式：$Y=13.0404+0.0476X$（$r=0.9063$）。小儿气管腔前后稍扁，此与其软骨尚不发达有关，故小儿气管内腔横切面一般较扁，测量小儿气管中段内径（表2-56，图2-47），各组均为左右径大于前后径，经 t 检验有高度显著性差异（$P<0.01$），且随身高的增加而增大。小儿气管软骨环多为15～19个（83.33%），平均为16.13～17.93个，各组间无显著性差异（$P>0.05$）。

表 2-55　气管和主支气管长的测量

组别	气管			左主支气管			右主支气管		
	$\bar{x}\pm s$(mm)	$R_{min\sim max}$(mm)	CV(%)	$\bar{x}\pm s$(mm)	$R_{min\sim max}$(mm)	CV(%)	$\bar{x}\pm s$(mm)	$R_{min\sim max}$(mm)	CV(%)
I	42.68±5.11	34.00～53.7	11.97	23.36±3.66	9.00～28.5	15.67	11.28±2.73	4.5～15.5	24.20
II	55.26±5.95	42.00～69.0	10.77	25.04±5.12	14.00～34.0	20.45	11.38±2.91	6.0～19.0	25.57
III	59.59±8.79	48.50～84.0	14.75	30.17±6.58	17.00～43.0	21.81	13.03±3.22	9.0～20.0	24.71
IV	65.70±6.36	52.80～76.0	9.68	35.27±5.41	24.00～47.0	15.34	14.56±4.15	9.0～24.0	28.50
V	80.82±7.57	70.0～102.0	9.37	34.88±5.50	21.00～44.0	15.77	17.67±5.03	9.0～26.0	28.47

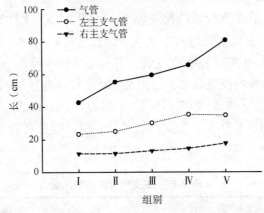

图 2-46　小儿不同年龄组气管和主支气管长分布曲线

表 2-56　气管的内径测量　　　　　　　　　　　　　　单位：mm

组别	中段前后径		中段左右径	
	$\bar{x}\pm s$	$R_{min\sim max}$	$\bar{x}\pm s$	$R_{min\sim max}$
I	4.33±0.76	2.9～5.7	5.99±0.90	3.5～7.5
II	5.07±1.34	3.0～8.4	8.59±1.36	6.0～11.4
III	6.22±1.65	3.0～10.0	9.36±1.46	6.5～13.3
IV	7.50±1.96	3.0～11.0	11.34±2.11	9.0～18.0
V	8.46±1.98	4.0～11.8	12.20±2.39	8.5～18.0

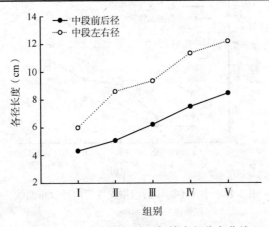

图 2-47　小儿不同年龄组气管内径分布曲线

二、主支气管

主支气管左、右各一，分叉处称为气管杈。气管杈内面有一向上凸的半月状嵴，称为气管隆嵴，其是支气管镜检查的定位标志。主支气管发出后，行向下外，分别经左肺门、右肺门入左肺、右肺。

（一）主支气管长和内径的发育变化

小儿左主支气管、右主支气管的长（表2-55，图2-46）无性别差异（$P>0.05$），但有侧别和年龄差异。左主支气管与右主支气管的长之比约为 2∶1，各组的比值依次为 2.07、2.20、2.32、2.42、1.97。左主支气管、右主支气管内径，一般是右侧比左侧较大，女性比男性稍小；中段的内径见表2-57、图2-48，中段左右径均大于前后径（$P<0.01$）。软骨环数目：左侧多为 7～9 个（63.41%），平均为 7.701～9.31 个；右侧多为 3～5 个（88.62%），平均为 3.93～4.53 个。主支气管的长、内径随身高的增长而增大，软骨环数的变化不大。

表 2-57　主支气管的内径测量　　　　　　单位：mm

组别	左主支气管				右主支气管			
	中段前后径		中段左右径		中段前后径		中段左右径	
	$\bar{x} \pm s$	$R_{min \sim max}$	$\bar{x} \pm s$	$R_{min \sim max}$	$\bar{x} \pm s$	$R_{min \sim max}$	$\bar{x} \pm s$	$R_{min \sim max}$
I	3.01±0.51	2.1～3.5	3.98±0.71	2.3～5.2	3.69±0.85	2.0～4.8	5.03±1.24	2.5～8.0
II	3.09±1.16	1.5～6.0	5.50±1.33	2.0～7.0	3.59±1.50	2.5～8.6	6.27±1.57	3.5～10.0
III	4.37±1.07	2.5～7.0	5.98±1.28	2.2～10.0	5.63±1.5	4.0～9.1	7.97±1.30	4.8～10.5
IV	4.76±1.17	2.0～7.0	7.06±1.90	2.5～9.0	5.96±1.39	4.2～9.9	8.84±1.42	6.0～12.0
V	5.52±1.47	2.0～8.0	8.07±1.17	3.0～10.2	7.18±1.77	5.5～10.5	10.11±1.22	7.0～11.0

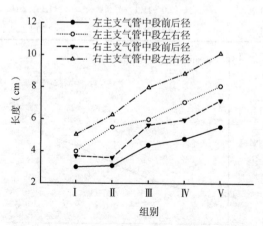

图 2-48　小儿不同年龄组主支气管内径分布曲线

（二）主支气管角度的发育变化

新生儿左右主支气管的行程与成人一样，其与正中线的倾斜角右侧较小，平均为 26°左右，左侧较大，平均为 49° 左右，右侧支气管长约 11.7mm，左侧长约 16mm，其管径右侧支气管为 10~14mm，左侧为 9~12mm。从上述资料看，右侧支气管粗短，走行较垂直，近似气管的直接延续，左侧支气管细长，走行较斜。小儿气管杈角度（表 2-58，图 2-49）无性别差异（$P > 0.05$）。左、右主支气管与气管中轴间的角度，左侧均大于右侧，因此，支气管异物多见于右侧。

表 2-58 气管杈角度、主支气管与气管中轴线间的夹角　　单位：°

组别	气管杈角度		左主支气管与气管中轴线夹角		右主支气管与气管中轴线夹角	
	$\bar{x} \pm s$	$R_{min \sim max}$	$\bar{x} \pm s$	$R_{min \sim max}$	$\bar{x} \pm s$	$R_{min \sim max}$
I	58.67±10.88	38~80	36.03±7.32	20~47	22.27±5.26	14~34
II	67.97±12.47	42~85	42.27±9.22	23~58	25.83±6.23	15~35
III	74.08±9.05	52~90	46.20±5.48	32~60	28.23±6.06	17~41
IV	75.63±6.30	65~89	47.07±5.07	35~58	28.56±4.28	20~35
V	81.53±10.49	64~102	48.47±6.44	39~65	33.05±7.26	24~46

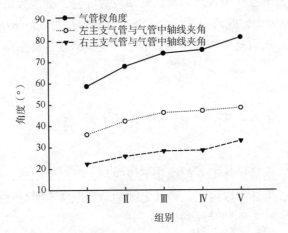

图 2-49 小儿不同年龄组气管杈角度、主支气管与气管中轴线夹角分布曲线

第四章 肺

肺为呼吸系统的重要器官，呈海绵状，由各级支气管、肺泡及血管、淋巴管、神经等组成，表面包有脏胸膜。肺位于胸腔内，纵隔两侧，膈的上方，左、右各一。幼儿肺呈淡红色，随着年龄增长，吸入空气中的粉尘沉积增多，肺的颜色逐渐变为灰暗或蓝黑色。由于出生之前肺不呼吸，肺泡内完全没有空气，表面平滑，比重大于水，放入水中时下沉。出生后，从第一次呼吸后，肺内充满空气，比重小于水，比较柔软，放入水中时浮于水面。出生后的肺比呼吸前的肺显得较高、宽和前后较饱满。

小儿肺的基本组成单位大致与成人相同，但2岁以内小儿肺叶的结构仍较多地保留着单房囊的原始状态，6~7岁时结构近似成人，7~12岁时肺小叶发育完善。由出生到生长完全停止，肺的重量增加20倍，由出生到成年肺容积增加20倍。小儿肺弹性纤维发育差，血管丰富，毛细血管及淋巴间隙较成人宽，间质发育旺盛，肺泡数量少，出生时约200万个，8岁时增加至400万个，成人为3亿个。新生儿肺容积为65~67ml，8岁时增加7倍，且肺泡易被黏液阻塞，从而整个肺含血量多而含气量少，故容易感染，并易引起间质性炎症、肺气肿或肺不张。

第一节 叶间裂的发育变化

小儿肺表面光滑，呈矮锥体形，前缘和下缘锐利，膈面稍凹陷。小儿肺界及各肺叶的界限与成人大致相同，但2岁以内小儿肺叶之间的肺裂隙常不明显，有时仅在肺表面呈一线沟。在婴儿时期，右肺上下两叶通常尚未分开。

一、肺 的 分 叶

肺借叶间裂分叶，左肺由从后上斜向前下的一条斜裂分为上、下两叶。右肺除斜裂外，还有一条近于水平的水平裂，将右肺分为上叶、中叶和下叶，根据肺的分叶情况，小儿肺可见左二右二叶、左二右三叶、左二右四叶、左三右三叶及左三右四叶5种形态，但以左二右三叶多见（表2-59）。

表2-59 肺的分叶类型（%）

组别	左二右二叶	左二右三叶	左二右四叶	左三右三叶	左三右四叶
I	—	90.00	—	6.67	3.33

组别	左二右二叶	左二右三叶	左二右四叶	左三右三叶	左三右四叶
Ⅱ	6.67	83.33	—	10.00	—
Ⅲ	6.67	93.33	—	—	—
Ⅳ	3.33	80.00	6.67	6.67	3.33
Ⅴ	3.33	87.78	1.67	5.56	1.67

二、叶间裂的形态变化

小儿肺叶间裂分为完整（叶间裂是完全的）、不完整（肺叶部分融合而叶间裂不完全）及缺如（肺叶完全融合而叶间裂缺如）3 种类型（表 2-60），左肺叶间裂不完整者多于右肺，左、右肺叶间裂不完整者小儿均多于成人。小儿右肺水平裂分为完整、不完整和缺如 3 种类型，以不完整型多见，占（74.44±3.25）%，多于成人。由于上叶与中叶部分融合而右肺水平裂不完全，其融合部位以右肺水平裂的内侧部即右肺前缘附近的肋面和纵隔面为多。有时可见右肺叶间裂和水平裂同时有部分融合。左肺出现额外裂占（6.39±1.29）%，其中左肺上叶额外裂的出现率高于左肺下叶。右肺出现额外裂占（2.78±0.87）%，以右肺下叶较为多见。额外裂的出现与肺叶的增多变异是一致的。

表 2-60　肺叶间裂的形态和出现率（%）

组别	完整		不完整		缺如	
	左侧	右侧	左侧	右侧	左侧	右侧
Ⅰ	30.0	53.3	70.0	46.7	—	—
Ⅱ	40.0	60.0	60.0	40.0	—	—
Ⅲ	40.0	56.7	60.0	43.3	—	—
Ⅳ	40.0	50.0	60.0	46.7	—	3.3
Ⅴ	36.1	52.8	63.9	46.7	—	0.01

三、叶间裂的融合组织和融合部位

小儿不完整叶间裂间有浆膜、肺组织及混合性组织融合（表 2-61），融合部位以近肺门者为多见（表 2-62），占（55.2±3.51）%。

表 2-61　肺叶间裂处的融合组织和出现率（%）

组别	浆膜		肺组织		混合组织	
	左侧	右侧	左侧	右侧	左侧	右侧
Ⅰ	41.67	27.27	50.00	63.64	8.33	9.09
Ⅱ	47.62	50.00	47.62	42.86	4.76	7.14
Ⅲ	33.33	50.00	55.56	50.00	11.11	—

续表

组别	浆膜		肺组织		混合组织	
	左侧	右侧	左侧	右侧	左侧	右侧
IV	33.33	7.69	61.11	76.92	5.56	15.38
V	33.33	21.43	50.00	71.43	16.67	7.14

表 2-62 肺叶间裂的融合部位和出现率（%）

组别	近肺门		近外侧		近背侧	
	左侧	右侧	左侧	右侧	左侧	右侧
I	50.00	54.55	37.50	36.36	12.50	9.09
II	66.67	81.25	4.76	—	28.57	18.75
III	44.44	66.67	22.22	—	33.33	33.33
IV	38.89	46.15	22.22	—	38.89	53.85
V	38.89	35.71	5.56	—	55.56	64.29

第二节　肺门的发育变化

小儿肺门在矢状切面上的形态主要有椭圆形、梨形、逗点形及裂隙形 4 种，将三角形、菱形和哑铃形列为不规则形。逗点形占 37.20%，其中左肺门占 22.67%，右肺门占 14.53%；梨形占 28.78%，其中左肺门占 12.50%，右肺门占 16.28%；椭圆形占 26.16%，其中左肺门占 12.21%，右肺门占 13.95%；裂隙形占 1.16%，均为左肺门；不规则形占 6.39%，其中左肺门占 1.74%，右肺门占 4.65%。

小儿肺门的高和宽随身高的增加而增大（表 2-63，图 2-50），左肺门、右肺门的高均大于宽（$P<0.01$）。小儿肺动脉（A）、静脉（V）、支气管（B）的排列顺序有 VAB、VBA、ABV、AVB、BAV 及 BVA。前后位以 VAB 多见，约为 77.39%，其中左肺门占 36.52%，右肺门占 40.87%；上下位以 ABV、AVB 多见，ABV 约为 36.36%，其中左肺门占 13.37%，右肺门占 22.09%。AVB 约为 34.50%，其中左肺门占 27.25%，右肺门占 7.25%。

表 2-63 肺门的高与宽

组别	左肺门						右肺门					
	高（上下径）			宽（前后径）			高（上下径）			宽（前后径）		
	$\bar{x}\pm s$（mm）	$R_{min\sim max}$（mm）	CV（%）	$\bar{x}\pm s$（mm）	$R_{min\sim max}$（mm）	CV（%）	$\bar{x}\pm s$（mm）	$R_{min\sim max}$（mm）	CV（%）	$\bar{x}\pm s$（mm）	$R_{min\sim max}$（mm）	CV（%）
I	28.36±4.08	21.5~35.0	14.39	15.73±3.08	9.5~21.5	19.58	31.15±5.22	22.0~42.0	16.76	18.28±5.11	11.5~28.5	27.95
II	33.59±5.63	21.0~46.0	16.76	18.23±3.61	14.0~28.0	19.80	40.28±8.87	20.0~70.0	22.02	20.42±3.48	12.0~28.5	17.04

| 组别 | 左肺门 | | | | | | 右肺门 | | | | | |
| | 高（上下径） | | | 宽（前后径） | | | 高（上下径） | | | 宽（前后径） | | |
	$\bar{x} \pm s$（mm）	$R_{min\sim max}$（mm）	CV（%）	$\bar{x} \pm s$（mm）	$R_{min\sim max}$（mm）	CV（%）	$\bar{x} \pm s$（mm）	$R_{min\sim max}$（mm）	CV（%）	$\bar{x} \pm s$（mm）	$R_{min\sim max}$（mm）	CV（%）
Ⅲ	40.25± 6.80	21.0～ 58.0	16.89	21.47± 4.14	13.5～ 30.0	19.28	42.77± 7.53	20.0～ 61.0	17.61	23.41± 4.07	12.0～ 29.5	17.39
Ⅳ	44.33± 5.44	37.0～ 55.0	12.27	24.18± 3.84	16.5～ 31.0	15.88	48.73± 5.10	39.0～ 56.0	10.47	27.19± 3.74	21.0～ 35.0	13.76
Ⅴ	51.65± 7.88	38.0～ 72.0	15.27	28.17± 4.64	19.0～ 35.0	16.47	58.39± 7.83	41.0～ 73.0	13.41	29.84± 4.47	21.0～ 40.0	14.98

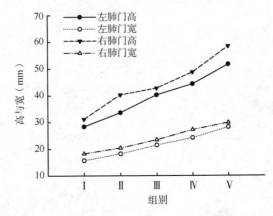

图 2-50　小儿不同年龄组肺门的高与宽分布曲线

第三节　胸廓和纵隔

　　小儿胸廓较短，前后径相对较长，呈圆桶状。肋骨呈水平位，与脊柱几乎成直角，膈肌位置较高，故心脏呈横位，纵隔较成人大，因而胸腔狭小，肺相对较大，加之呼吸肌不发达，肌张力差，又易受腹胀等因素的影响，呼吸运动会受到一定的限制，小儿不能充分进行气体交换。随着小儿年龄增大，开始直立行走，膈肌逐渐下降，3 岁以后达第 5 肋间。肋骨倾斜，胸廓横径逐渐大于前后径。

　　小儿胸膜薄且较易移动，壁胸膜固定不够坚密，易于伸展，新生儿及婴儿期胸腔大于肺囊而有储存间隙（窦），纵隔较成人宽大，因此，在胸腔内占据较大的体积，故肺的呼吸运动受到一定的限制。

　　小儿纵隔相对较大，占胸腔的体积较大。小儿纵隔内的周围组织柔软疏松而富于弹性，当胸腔积液或气胸时纵隔受挤压而致气管、心脏和大血管等出现移位，引起心血管功能障碍，甚至发生危象。

第三篇

泌尿系统

泌尿系统是人体代谢产物的主要排泄系统,由肾和输尿管道组成,输尿管道包括输尿管、膀胱和尿道。

血液中多余的水和水溶性代谢废物,如尿酸、尿素、无机盐等,随血液经肾动脉进入肾,经肾小球的滤过和肾小管重吸收而形成终尿,再经肾内输尿管道和肾外输尿管道排出体外。肾对机体调节水、电解质平衡,稳定内环境也具有重要作用,且兼具内分泌功能,可分泌肾素、前列腺素和红细胞生成素等。男性尿道兼有排精的功能。

新生儿肾虽具备成人的大部分功能,但由于尚未发育成熟,机体和肾的调节能力较弱,肾功能仅能满足健康状况下的需要而缺乏储备。一般至 $1\sim1.5$ 岁时肾功能才达到成人水平。输尿管长而弯曲,管壁弹性纤维和肌肉发育不良,易受压扭曲而导致梗阻和尿潴留,易继发感染。婴儿膀胱位置相对较高,随身长的增长逐渐降入盆腔内。新生儿膀胱容量约为 50ml,1 岁时升至 200ml,至成年后可增长 10 倍左右。女婴尿道较短,新生儿仅 1cm,性成熟期为 $3\sim5cm$,会阴也短,外口接近肛门,易受粪便污染。男婴尿道虽较长,但常有包皮过长或包茎,易生垢积而致上行性细菌感染。

第五章 肾

两侧肾的位置可稍有差别，新生儿和乳儿通常由于正常肝较大，压迫右肾，以致右肾比左肾低约 2/3 椎体，而左肾低于右肾者占 5%～10%，两侧高度一致者不足 1/3，通常两侧肾高度差小于相应部位一个椎体的高度。

第一节 肾的位置

在儿童时期，由于肾及其周围器官的发育不平衡，肾的轴位及其骨性联属、脏器毗邻（尤其是腹侧面）都随着发育而不断调整、改变。

成年人肾的轴位为外下向内上辐辏，而新生儿则相反，为外上向内下辐辏，间或平行。幼儿时期，肾的轴位向成人转变，一般两肾上极的距离已比下极小。对于轴位的这种改变，有人认为主要是腰大肌和脊柱发育的结果。

新生儿和乳儿期因腰部较短，肝脏位置低，所以右肾位置低于左肾。在发育的过程中，肾上端的位置变化不大，与成人基本相同。肾下端可低至髂嵴以下第 4 腰椎水平，此后随着年龄增长而逐渐上升，2 岁后才达到髂嵴以上，逐渐向上升至成人位。第 11 肋和第 12 肋均横过两肾的后方，第 11 肋以横过肾的上份和上缘者占多数，第 12 肋横过左肾的上中 1/3 范围者居多，右肾横过上 1/3。由于小儿肾相对体积大、位置低，加上腹壁肌肉松弛，从而腹壁触诊可以触及肾。

一、肾与周围器官

两肾上端及内侧缘上份被肾上腺覆盖，右肾的前上部被肝掩盖，内侧为十二指肠降部，外 1/3 与升结肠相邻，内 2/3 的中部和下部被小肠覆盖；新生儿右肾下端尚与阑尾根部相邻。左肾的前面由上向下为胃、胰，外上部与脾为邻，中下部外侧与降结肠相邻，内侧也被小肠所覆盖。

二、肾与肋膈隐窝的关系

两肾的上端均与肋膈隐窝相邻，肋膈隐窝下缘以位于左肾的上 1/3 及右肾的上缘和上 1/3 者占多数。

第二节　肾　的　形　态

一、肾外形的发育变化

新生儿的肾呈分叶状，在肾表面有许多相连成网的深沟，将肾表面分隔成 8～12 个大小不等的小区，这些小区称为肾叶。深沟称为叶间沟，深入皮质，与肾柱相对应，故每一个小区与肾锥体的底相当。至 2～4 岁时叶间沟消失，若此后继续存在，方可视为分叶畸形，故在触诊时应注意与多囊肾等畸形或肿瘤区分。新生儿和乳儿的肾趋向于呈球形，与年长儿稍有不同。两侧肾的长径大体相等，但左侧往往较右侧稍长。年长儿两侧肾的横径约为同侧长径的一半，而新生儿肾横径相较年长儿为宽。

（一）肾分型的发育变化

小儿肾为蚕豆形或近似蚕豆形，依据其长宽比值分为长型（2∶1）、中间型[（1.5～2）∶1]、短型（小于 1.5∶1）。5 组均以中间型居多（表 3-1）。新生儿肾表面叶间沟较深，分叶明显。Ⅰ组肾的叶间沟大多数较浅，少数消失，其余 4 个年龄组的肾表面光滑，已无叶间沟。

表 3-1　小儿肾的分型（%）

组别	长型	中间型	短型
Ⅰ	3.33	61.67	35.00
Ⅱ	33.33	53.33	13.33
Ⅲ	35.00	53.33	11.67
Ⅳ	20.00	65.00	15.00
Ⅴ	6.67	81.67	11.67

（二）肾的大小与重量的发育变化

小儿肾的体积随年龄增长而增大，但与身体发育的速度不完全一致。新生儿肾体积相对较大而腹腔容积较小，两者对比之下可见肾的相对大小明显大于成人与年长儿。随着年龄的增长，腹腔容积与身长迅速增长而肾并未同步增大，因此 2 岁以内肾增长最快，至年长儿期，肾的体积与腹腔容积两者对比已逐步接近成人。根据这一特点，在判断肾大小是否正常时，通常划分不同年龄组，将受检儿童肾长径与其相应平面椎体高度之间的关系作为诊断标准，即新生儿期的肾长径可相当于所处平面的 5～6 个椎体加上其间椎间隙的高度，正常肾的下极可低于两侧髂嵴连线，若不了解新生儿肾的特点，易误诊为肾增大。至乳儿期逐渐相当于 4 个椎体加上其间椎间隙的高度，而年长儿逐渐与成人相似，约相当于 3 个椎体加上其间椎间隙的高度。

新生儿肾平均比较短、宽而厚，肾的厚、宽、长之比为 1∶1.5∶2.1，除宽外，其长、厚、重量及体积的平均值均为左侧大于右侧。肾的长、宽、厚均随小儿年龄增长和体格发育而增长。肾于出生后 1 年内发育很旺盛，1 岁时肾的长径增长约 2 倍，肾的厚、宽、长之比为 1：1.4：2.7。此后肾的发育变缓，5 岁时肾的厚、宽、长之比为 1：1.5：2.9。15 岁时为 1：1.5：3.1。个体间肾的发育速度差异较大，但一般在 15 岁以后才基本达到成人状态。

与成人相比，小儿肾相对大且重，出生时双肾重量约为 25g，占体重的 1/120，而成人肾约占体重的 1/220。由此可见年龄越小，肾占比越大。新生儿肾的重量左侧为 10.83g，右侧为 10.46g，为体重的 1/100～1/130，为成人比例的 2 倍。孙尔玉报道，自出生后 2 周到 12 个月，肾的重量平均增加 50g，为成人比例的 3.1 倍（女性 43.6g，2.8 倍）。刘子君报道，从新生儿期到 1 岁，肾的重量平均增加 42.7g，为成人比例的 2.9 倍（女性 46.7g，3.1 倍），这是发育最旺盛的时期，随后幼儿期和学龄期则发育缓慢。孙尔玉报道，1～3 岁肾重量的年增加值锐减至平均 6.6g（女性 7.5g）；4～6 岁时稍回升至平均 10.5g（女性 10.0g）；7～9 岁时又减至平均 4.5g，但女性则保持在 6.7g 左右，从而绝对值超过了男性；10～11 岁，又上升到 15.8g，但女性则较低，约为 11.5g；进入青春期，发育出现新的高峰，男性肾重量的年增加值平均为 21.1g，女性较少，平均为 9.3g，因此，男性的绝对值又超过了女性；至成年后，肾的平均重量为 279g，为新生儿期的 9.9 倍（女性 269g，10.5 倍）。总之，两肾的重量出生时很少相等，左肾稍重于右肾，女性的肾多重于男性。在发育过程中，两肾的重量差别不大，有时右肾也可重于左肾，男性重于女性。到青春期，左肾的重量多超过右肾，7～9 岁，女性肾的重量增加较多，绝对值超过男性，后男性又超过女性，至成年。肾的重量与体重均随年龄的增长而增加，但其发育速度较体重为慢，出生时两肾的总重量与体重之比为 1：145，5 岁时约为 1：165，到 25 岁时为 1：183。

小儿各年龄组肾的平均长、宽、厚及重量见表 3-2、图 3-1、图 3-2。小儿肾的平均重量/身高指数和长/身高指数分布见表 3-3、图 3-3。

表 3-2　小儿肾的度量

组别	长			宽			厚			重量		
	$\bar{x} \pm s$ (mm)	$R_{min-max}$ (mm)	CV (%)	$\bar{x} \pm s$ (mm)	$R_{min-max}$ (mm)	CV (%)	$\bar{x} \pm s$ (mm)	$R_{min-max}$ (mm)	CV (%)	$\bar{x} \pm s$ (g)	$R_{min-max}$ (g)	CV (%)
I	55.25± 7.51	38.0～ 71.0	13.58	34.00± 4.59	26.0～ 45.0	13.50	25.07± 3.48	16.0～ 38.0	13.88	25.09± 9.30	9.7～ 55.6	37.07
II	62.50± 6.05	49.0～ 75.0	9.67	34.03± 3.83	25.0～ 41.0	11.25	26.04± 3.80	17.0～ 37.0	14.59	34.06± 7.13	13.8～ 45.4	20.93
III	74.59± 7.48	45.0～ 100.0	10.03	42.27± 8.98	26.0～ 77.0	21.24	31.83± 4.58	22.0～ 50.0	14.39	60.80± 17.60	38.8～ 122.4	28.95
IV	81.40± 7.56	61.0～ 92.0	9.29	47.20± 8.00	30.0～ 62.0	16.95	34.27± 4.28	20.0～ 44.0	12.49	74.06± 19.61	40.5～ 112.8	26.48
V	87.58± 9.53	69.0～ 114.0	10.88	51.45± 5.92	38.0～ 63.0	11.51	36.44± 5.43	24.0～ 50.0	14.90	89.45± 29.60	43.0～ 178.5	33.09

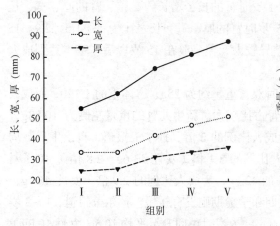

图 3-1　小儿不同年龄组肾的长、宽和厚分布曲线　　图 3-2　小儿不同年龄组肾的重量分布曲线

表 3-3　小儿肾的重量/身高及长/身高指数分布度量

组别	肾长度/身高指数			肾重量/身高指数		
	$\bar{x} \pm s$（%）	$R_{min\sim max}$（%）	CV（%）	$\bar{x} \pm s$（%）	$R_{min\sim max}$（%）	CV（%）
I	88.33±8.27	73.53～116.67	9.36	39.52±13.38	17.02～92.67	33.86
II	80.15±6.88	57.50～95.77	8.58	44.01±9.18	18.65～71.13	20.86
III	72.30±7.00	41.67～93.46	9.68	58.75±16.38	37.09～114.39	27.88
IV	66.76±5.86	50.41～80.83	8.78	60.69±14.80	33.47～90.24	24.39
V	63.45±6.52	50.36～83.21	10.28	64.80±21.52	30.37～130.29	33.21

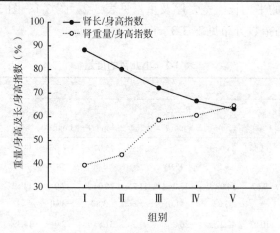

图 3-3　小儿不同年龄组肾重量/身高及长度/身高指数分布曲线

二、肾　门

（一）肾门形状的发育变化

肾门的形状分为 6 种，即菱形、三角形、梭形、方形、裂隙形和不规则形，以菱形、不规则形和三角形多见（表 3-4）。

肾唇分为 5 型，即凸出形、凹陷形、上斜形、下斜形和平行形。肾前唇以凸出形多见，约为 40%，肾后唇以凹陷形和下斜形多见，其中凹陷形超过 40%，下斜形约 28%（表 3-5）。

表 3-4　小儿肾门的形状分类（%）

组别	菱形	三角形	梭形	方形	裂隙形	不规则形
Ⅰ	23.33	20.00	11.67	0	25.00	20.00
Ⅱ	26.67	11.67	15.00	11.67	20.00	15.00
Ⅲ	13.33	15.00	20.00	6.67	18.33	26.67
Ⅳ	18.33	23.33	13.33	13.33	11.67	20.00
Ⅴ	30.00	20.00	6.67	6.67	6.67	30.00

表 3-5　小儿肾唇的形状分类（%）

组别	凸出形		凹陷形		上斜形		下斜形		平行形	
	肾前唇	肾后唇	肾前唇	肾后唇	肾前唇	肾后唇	肾前唇	肾后唇	肾前唇	肾后唇
Ⅰ	31.67	8.33	36.67	46.67	18.33	6.67	8.33	25.00	5.00	13.33
Ⅱ	51.67	11.67	6.67	30.00	18.33	6.67	5.00	43.33	18.33	8.33
Ⅲ	40.00	6.67	21.67	38.33	15.00	3.33	6.67	35.00	16.67	16.67
Ⅳ	33.33	8.33	15.00	53.33	26.67	15.00	6.67	16.67	18.33	6.67
Ⅴ	26.67	11.67	20.00	50.00	16.67	6.67	26.67	21.67	10.00	10.00

（二）肾门大小的发育变化

肾门的肾上唇、肾下唇间距在年龄段Ⅰ～Ⅱ和Ⅳ～Ⅴ期间增长最快，肾前唇、肾后唇间距在年龄段Ⅰ～Ⅳ期间持续增长，到年龄段Ⅳ～Ⅴ期间增速减缓。小儿肾门各径的测量见表 3-6、图 3-4。

表 3-6　小儿肾门各径的测量

组别	肾上、下唇间距			肾前、后唇间距			肾门入口平面至肾前唇距离			肾门入口平面至肾后唇距离			肾门前上、后下最大斜径		
	$\bar{x}\pm s$ (mm)	$R_{min-max}$ (mm)	CV (%)	$\bar{x}\pm s$ (mm)	$R_{min-max}$ (mm)	CV (%)	$\bar{x}\pm s$ (mm)	$R_{min-max}$ (mm)	CV (%)	$\bar{x}\pm s$ (mm)	$R_{min-max}$ (mm)	CV (%)	$\bar{x}\pm s$ (mm)	$R_{min-max}$ (mm)	CV (%)
Ⅰ	8.70±3.50	3.0~19.5	40.2	7.90±1.94	4.6~14.5	24.6	8.88±2.94	4.0~17.0	33.1	11.0±3.33	3.5~18.7	30.3	15.00±4.04	7.0~26.0	26.9
Ⅱ	12.44±4.49	0~22.0	36.1	9.53±2.76	5.5~18.6	29.0	8.16±3.76	3.6~21.0	46.1	11.23±3.46	5.0~19.6	30.8	17.65±4.11	11.5~26.0	23.3
Ⅲ	14.58±4.21	7.2~24.5	28.9	11.01±3.19	6.8~21.9	29.0	10.50±5.10	-12.5~21.3	18.6	11.26±5.41	-13.2~23.0	48.1	19.68±3.76	12.2~28.6	19.1
Ⅳ	15.39±4.33	8.0~28.0	28.1	14.25±4.65	6.0~30.0	32.6	10.86±3.94	0~20.0	36.3	14.71±4.27	5.0~25.0	29.0	22.25±4.71	14.0~35.0	21.2
Ⅴ	19.25±5.52	10.0~39.0	28.7	14.43±5.10	7.6~28.0	35.3	11.84±4.72	0~26.0	39.9	14.05±5.86	2.6~28.0	41.7	24.61±4.68	15.0~44.0	19.0

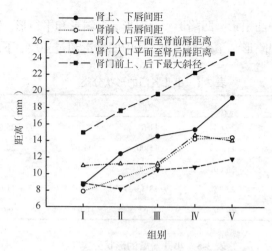

图 3-4　小儿不同年龄组肾门各径分布曲线

（三）肾蒂内容排列的发育变化

肾内侧缘中部形成肾门，肾门向肾实质内扩展形成肾窦，与年长儿对比，新生儿与乳儿肾窦的绝对体积和相对体积都较小，而上下极皮质较厚。肾蒂结构随之进出肾门，肾蒂内有肾蒂内动脉（A）、肾蒂内静脉（V）和输尿管或肾盂（U），由前向后及由上向下均以 VAU 和 AVU 的排列方式居多，约占 2/3（表 3-7）。

表 3-7　小儿肾蒂内容的排列顺序（%）

组别	由前向后			由上向下		
	VAU	AVU	其他	VAU	AVU	其他
Ⅰ	81.67	16.67	1.67	35.00	63.33	1.67
Ⅱ	72.41	27.59	—	24.14	75.86	—
Ⅲ	73.08	25.00	1.67	36.54	63.46	—
Ⅳ	90.74	9.26	—	38.89	61.11	—
Ⅴ	71.67	28.33	—	28.33	71.67	—

第三节　肾 的 构 造

一、肾内输尿管道

（一）肾盂形态分类的发育变化

肾盂的作用是收集肾乳头流出的终尿并输送到输尿管。新生儿的肾盂比较细长，此后逐渐扩大，两极随着肾的扩张而伸展。肾盂通常按形状分为壶腹型、中间型和分支型 3 种（表 3-8），各组均以壶腹型多见，约占 2/3。按位置肾盂可分为肾内型、中间型和肾外型。有的新生儿或乳儿可见小的肾内肾盂，但其他年龄组肾盂完全位于肾窦或几乎完全位于肾窦外者仅占少数，常见的肾盂多介于两者之间，即不同程度同时分布于肾窦内、外，称为中间型肾盂。

表 3-8 小儿肾盂的形态分类（%）

组别	壶腹型	中间型	分支型
I	58.33	16.67	25.00
II	71.67	11.67	16.67
III	63.33	11.67	25.00
IV	75.00	3.33	21.67
V	60.00	5.00	35.00

正常婴幼儿肾盂内可显示少量积液回声，最大前后径<10mm。正常输尿管难以显示。膀胱充盈状态下壁厚 0.5～3.0mm，排空后壁厚 1.6～4.0mm。彩色多普勒超声可显示输尿管口喷尿束的位置和方向。男性婴儿排尿时后尿道开放，最大内径≤6mm。

（二）肾大盏与肾小盏数目的发育变化

新生儿肾小盏、肾大盏的数目和排列基本与成人一致，其形态也与成年人相似而极多变异。不同个体间肾大盏、肾小盏的形状和数目差别较大，而且同一个体的两侧肾也可不同，通常每个肾有肾大盏 2～4 个，常见为 3 个，每个肾有肾小盏 6～14 个（表 3-9，表 3-10）。

表 3-9 小儿肾大盏的形态分类（%）

组别	双盏	三盏	四盏
I	96.36	3.64	—
II	77.08	22.92	—
III	69.81	30.19	—
IV	65.52	31.03	3.64
V	87.72	12.28	—

表 3-10 小儿肾小盏的个数（%）

组别	5个	6个	7个	8个	9个	10个	11个	12个	13个	14个	15个
I	1.67	18.33	36.67	23.33	11.67	3.33	5.00	—	—	—	—
II	13.33	38.33	38.33	6.67	—	—	—	1.67	3.33	—	—
III	15.00	20.00	43.33	10.00	5.00	1.67	—	3.33	3.33	—	—
IV	5.00	15.00	21.67	18.33	13.33	5.00	5.00	5.00	5.00	3.33	3.33
V	1.75	5.26	12.28	24.56	26.32	7.02	8.77	1.75	1.75	7.02	3.51

二、肾实质

在肾剖面上，周围部的肾实质围绕肾窦分布，肾窦向内侧与肾门相连，肾窦内容纳肾内输尿管道、肾动脉及其分支、肾静脉及其属支，并有脂肪组织填充。有研究显示，同一年龄组的肾内结构比较，肾实质厚、肾锥体厚、肾柱宽和肾面积的平均值表现为左肾大于右肾，4～5 岁发育变化较大。

（一）肾皮质厚度的发育变化

近肾表面为肾皮质，其主要由肾单位组成。新生儿和乳儿肾皮质相对不发达，以薄层围绕肾锥体，新生儿肾皮质厚约 2mm（成人为 8mm）。6 个月以内的小儿肾小管的功能较差，新生儿及乳儿肾小管重吸收葡萄糖的能力仅为成人的 20%～30%，如果摄入糖较多或静脉输入大量葡萄糖注射液则小儿会出现糖尿。观察新生儿肾的纵切面，皮质与髓质之间的境界非常清楚，位于肾上极、下极的皮质较厚。在新生儿、乳儿时期肾皮质较薄而髓质较厚，新生儿肾皮质与髓质之比为 1∶4，成年人为 1∶2。穹起的肾锥体底及其间的肾柱与肾表面隆起的分叶及凹下的沟相对应。肾锥体尖端的乳头较细而长，多数借一桥与毗邻的肾乳头相连，肾乳头的尖端有一小窝。小儿 1 岁前肾皮质发育特别快，与髓质的比例变化较大，从 1∶4 变为 1∶3，约到 7 岁时才达到成人的比例。1～3 岁时，桥和小窝消失。在肾的正中冠状切面上，测量肾上极、下极和中部 3 点的肾皮质厚度见表 3-11、图 3-5。

表 3-11　小儿肾皮质厚度

组别	上极			中部			下极		
	$\bar{x}\pm s$（mm）	$R_{min\sim max}$（mm）	CV（%）	$\bar{x}\pm s$（mm）	$R_{min\sim max}$（mm）	CV（%）	$\bar{x}\pm s$（mm）	$R_{min\sim max}$（mm）	CV（%）
I	3.80±0.73	2.70～5.70	19.21	3.76±0.78	2.00～5.00	20.07	3.76±0.67	2.20～5.00	17.82
II	4.21±0.61	3.10～5.40	14.49	4.24±0.56	3.00～5.50	13.21	4.28±0.59	3.00～5.40	13.79
III	4.91±0.82	2.70～6.50	16.70	5.00±0.82	2.50～7.00	16.40	5.16±0.77	3.10～7.00	14.92
IV	5.15±0.83	3.80～8.00	16.12	5.22±0.76	3.50～7.30	14.56	5.17±0.71	3.70～7.00	13.73
V	6.15±1.07	4.00～8.80	17.40	5.94±1.05	4.20～8.00	17.68	5.90±1.04	4.00～8.00	17.63

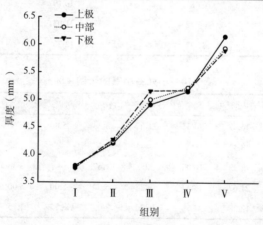

图 3-5　小儿不同年龄组肾皮质厚度分布曲线

（二）肾锥体高度的发育变化

肾髓质分布于肾窦周围，主要由肾锥体组成，相邻肾锥体之间的皮质结构形成肾柱。

在肾的正中冠状切面上,测量肾上极、下极和中部 3 个位置肾锥体的高度(表 3-12,图 3-6)。新生儿髓质厚约为 8mm,成人为 16mm。有研究显示,同一年龄组的肾内结构比较,肾锥体高度的平均值表现为左肾大于右肾,4～5 岁发育变化较大。

表 3-12 小儿肾锥体高度

组别	上极			中部			下极		
	$\bar{x} \pm s$（mm）	$R_{min\sim max}$（mm）	CV（%）	$\bar{x} \pm s$（mm）	$R_{min\sim max}$（mm）	CV（%）	$\bar{x} \pm s$（mm）	$R_{min\sim max}$（mm）	CV（%）
I	11.21±2.15	7.00～16.00	19.18	10.75±1.79	7.20～14.00	16.65	11.49±1.80	7.20～15.00	15.67
II	13.25±2.11	8.60～18.00	19.52	13.06±1.70	10.30～17.10	13.02	13.47±1.66	10.50～17.50	12.32
III	14.75±3.13	10.00～31.00	21.22	14.70±2.68	11.00～28.00	18.23	15.01±2.55	12.00～27.00	16.99
IV	15.72±2.24	11.00～20.00	14.25	15.67±1.92	12.00～20.00	12.25	15.66±2.00	12.00～21.00	12.77
V	16.04±2.46	12.00～21.00	15.34	15.92±2.34	10.00～21.00	14.70	16.19±2.36	10.00～21.00	14.58

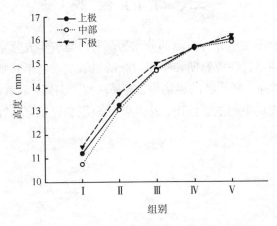

图 3-6 小儿不同年龄组肾锥体高度分布曲线

（三）肾柱高度的发育变化

在肾的正中冠状切面上,于肾上极、肾下极及肾中部 3 点测量肾柱的高度(表 3-13,图 3-7)。有研究显示,同一年龄组的肾内结构比较,肾实质厚度、肾锥体高度、肾柱高度和肾面积的平均值表现为左肾大于右肾,4～5 岁发育变化较大。

表 3-13 小儿肾柱高度

组别	上极			中部			下极		
	$\bar{x} \pm s$（mm）	$R_{min\sim max}$（mm）	CV（%）	$\bar{x} \pm s$（mm）	$R_{min\sim max}$（mm）	CV（%）	$\bar{x} \pm s$（mm）	$R_{min\sim max}$（mm）	CV（%）
I	7.57±1.54	4.70～12.60	20.34	7.82±1.73	5.30～12.00	22.12	7.99±1.70	4.60～13.00	21.28
II	9.09±1.46	6.00～13.30	16.06	10.49±2.28	7.00～14.60	21.73	8.93±1.83	6.90～15.00	20.49
III	10.80±1.84	6.00～14.00	17.04	12.63±2.13	8.00～16.50	16.86	11.70±1.92	8.00～14.80	16.41
IV	11.42±1.89	8.00～14.60	16.55	12.79±2.35	8.60～18.00	18.37	11.61±1.99	7.00～16.00	17.14
V	11.77±1.93	7.20～16.50	16.40	12.96±2.27	7.20～17.60	17.52	12.15±2.12	8.00～17.00	17.45

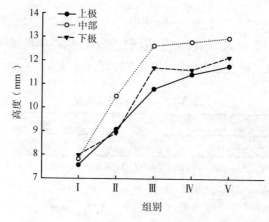

图 3-7　小儿不同年龄组肾柱高度分布曲线

三、肾的被膜

　　新生儿肾的脂肪囊不发达，其前侧部分尤为薄弱，与成年人肾脂肪囊一致，以后逐渐发育，至 7 岁时已很明显，性成熟期和中年时脂肪量增加，老年时则减少。肾纤维膜和肾筋膜则发育良好，前者伸入肾小叶的界沟中，容易从实质剥离，后者越过肾下端直达髂窝。肾的三层被膜在肾的固定中起主要作用，小儿肾的固定装置发育良好。小儿的肾活动性极大，不可误认为游走肾。

第六章　输尿管道（肾外部分）

第一节　输　尿　管

输尿管是将尿输送至膀胱的肌性管道。小儿输尿管相对较短而宽，出生时输尿管为60～75mm，2岁时延长1倍，约137mm，其中盆段占全长的1/4左右，成年后可增加至约3倍，200～280mm，此时盆段和腹段各占一半左右。左右输尿管相比较，一般左侧较长。幼儿输尿管的弹性纤维和肌肉成分发育均较差，紧张度低，管道弯曲度大，容易被压扁、扭转而发生尿路梗阻，尿流不畅，致使细菌在该处繁殖，引起尿路感染。

小儿输尿管的走行较成人弯曲，由于肾的位置偏低、输尿管的肌层发育相对较差等，在腹段形成两个弯曲，呈"S"形，且管腔相对宽大，上方的弯曲较小，弯向内侧，下方的弯曲较大，弯向外侧。随着小儿年龄的增长，其肌层发育日趋健全，弯曲变缓，管型由扁逐渐变成扁圆，且管腔相对变窄。小儿输尿管经小骨盆上口跨髂血管后转向外下方，沿小骨盆侧壁行至坐骨棘高度，再转向内，先斜穿膀胱壁肌层（壁内段的上1/3），再行于膀胱壁肌层与黏膜下层之间（壁内段的下2/3），末端以裂隙形开口于膀胱底部。

一、输尿管上端的位置

小儿输尿管上端（起点）与肾门的内、外关系分为3型，以肾门型多见，约占50%（表3-14）。随着小儿年龄的增长，输尿管起点的位置稍有下降。

表 3-14　小儿输尿管上端（起点）与肾门的关系（%）

组别	肾外型	肾门型	肾内型
I	15.00	65.00	20.00
II	35.09	52.63	12.28
III	55.00	33.33	11.67
IV	66.67	28.33	5.00
V	56.67	33.33	10.00

二、输尿管的发育变化

（一）输尿管长度的发育变化

输尿管的长度决定于肾和膀胱的距离。出生时，由于肾低位和膀胱高位，输尿管的长度相对较短（65～75mm），约为腹长的一半，盆部约占 1/5。2 岁时输尿管延长 1 倍左右，盆部约占 1/4。在以后的发育过程中，脊柱和盆腔不断增长，肾和膀胱之间的距离不断增加，而输尿管也随之增长，但脊柱和盆腔的发育并不均衡，因此输尿管腹盆两部的比例也随之有所改变。因左肾位置较高，左侧输尿管要稍长于右侧，但差异无显著性。小儿输尿管的总长度及各段的平均长度随年龄的增长而增加（表 3-15，图 3-8）。各年龄组的增长速度以Ⅱ、Ⅲ组最为明显，此后输尿管的增长速度与身高的发育基本一致（表 3-16，图 3-9）。输尿管长与躯干长之间存在着一定的相关性，两者的比值较为稳定，从出生到成年保持在 1∶（1.7～2）。

表 3-15　小儿输尿管的长度

组别	全 长			腹 段			盆 段			壁内段		
	$\bar{x} \pm s$（mm）	$R_{min \sim max}$（mm）	CV（%）	$\bar{x} \pm s$（mm）	$R_{min \sim max}$（mm）	CV（%）	$\bar{x} \pm s$（mm）	$R_{min \sim max}$（mm）	CV（%）	$\bar{x} \pm s$（mm）	$R_{min \sim max}$（mm）	CV（%）
Ⅰ	95.13±12.14	68.0～119.6	12.8	43.54±9.58	26.0～69.0	22.0	43.54±8.11	29.0～61.0	18.6	7.38±1.35	5.3～11.8	18.3
Ⅱ	125.07±21.00	88.6～177.0	16.8	66.32±12.07	39.0～93.0	18.2	52.00±15.64	28.0～100.0	30.1	7.25±2.16	3.0～13.0	29.8
Ⅲ	164.79±21.91	119.0～207.0	13.30	86.04±13.41	57.0～117.0	15.6	70.76±19.02	19.0～112.0	26.9	8.00±2.52	3.5～14.5	31.5
Ⅳ	194.11±21.76	130.2～249.0	11.2	98.50±15.85	51.0～137.0	16.1	86.18±15.66	41.0～133.0	18.2	9.19±3.04	2.0～14.0	33.1
Ⅴ	222.33±25.85	174.0～290.0	11.6	107.60±17.06	74.0～162.0	15.9	105.92±21.05	60.0～156.0	19.9	10.88±2.65	4.0～16.4	24.4

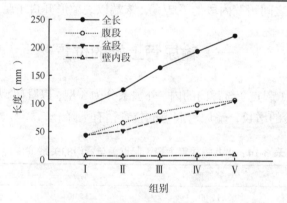

图 3-8　小儿不同年龄组输尿管长度分布曲线

表 3-16　小儿输尿管的长度/身高指数

组别	全长平均值/身高			腹段平均长度/身高			盆段平均长度/身高		
	$\bar{x} \pm s$	$R_{min \sim max}$	CV（%）	$\bar{x} \pm s$	$R_{min \sim max}$	CV（%）	$\bar{x} \pm s$	$R_{min \sim max}$	CV（%）
Ⅰ	15.24±2.03	11.53～19.56	13.32	6.91±1.38	4.62～11.33	19.97	7.20±1.42	4.14～10.00	19.72
Ⅱ	15.99±2.08	12.26～21.59	13.01	8.48±1.35	5.27～10.95	15.92	6.66±1.73	3.92～12.20	25.98
Ⅲ	15.93±1.93	10.90～19.29	12.12	8.36±1.31	5.30～11.70	15.67	6.84±1.74	1.90～10.18	25.44
Ⅳ	15.99±1.62	10.85～20.75	10.13	8.10±1.25	4.25～11.42	15.43	7.11±1.33	3.23～11.08	18.71
Ⅴ	15.69±1.79	11.96～19.52	11.19	7.79±1.14	6.52～10.80	14.63	7.55±1.41	4.41～11.30	18.68

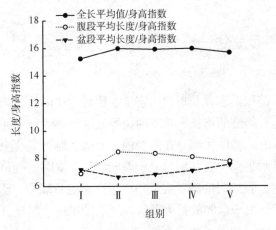

图 3-9 小儿不同年龄组输尿管的长度/身高指数分布曲线

（二）输尿管狭窄处周径的发育变化

输尿管在出生时可见 3 处狭窄，分别位于输尿管起始部、小骨盆入口处及斜穿膀胱壁处（壁内部）。输尿管的内周径以小骨盆入口处最宽（表 3-17，图 3-10）。除上述三个狭窄外，尚有一些由平滑肌收缩所致的暂时性狭窄，但其位置和数目均不恒定。

表 3-17 小儿输尿管狭窄处的内周径

组别	输尿管起始部			小骨盆入口处			壁内部		
	$\bar{x} \pm s$ （mm）	$R_{min\sim max}$ （mm）	CV（%）	$\bar{x} \pm s$ （mm）	$R_{min\sim max}$ （mm）	CV（%）	$\bar{x} \pm s$ （mm）	$R_{min\sim max}$ （mm）	CV（%）
I	3.11±0.76	1.80~5.60	24.44	4.14±1.37	2.40~10.00	33.09	0.81±0.19	0.50~1.50	23.46
II	3.63±1.02	2.10~6.80	28.10	4.08±1.03	2.50~8.00	25.25	1.08±0.32	0.60~1.60	29.63
III	4.20±1.32	2.50~8.80	31.43	5.05±1.40	3.10~10.20	27.72	1.35±0.39	0.80~2.80	28.89
IV	4.65±1.29	2.70~9.50	27.74	5.52±1.59	3.00~10.00	28.80	1.68±1.26	0.50~4.00	75.00
V	5.31±2.51	2.50~15.00	47.27	6.11±2.55	3.00~17.00	41.73	1.59±0.79	0.60~4.90	49.69

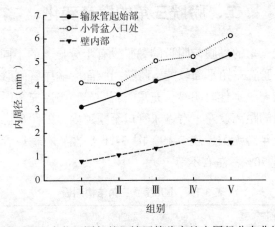

图 3-10 小儿不同年龄组输尿管狭窄处内周径分布曲线

第二节 膀　　胱

膀胱是囊状的肌性储尿器官，其形状、容量、位置和壁的厚度均因年龄、性别及尿液充盈程度不同而异。随着年龄的增长，膀胱的位置逐渐下移。新生儿与乳儿的膀胱位置相较成人为高，尿液充盈时，膀胱大部分在腹腔内，上端平耻骨联合上缘与脐之间，下端尿道内口平耻骨联合上缘水平面，腹部触诊易触及膀胱。1 岁时膀胱顶和尿道内口的位置已明显下降。到 2 岁末时，收缩时的膀胱尖一般已下降至耻骨联合上缘 20mm，尿道内口也下降，随着年龄的增长，由于盆腔的扩大及腹腔脏器的推压，膀胱逐渐降至骨盆内，至年长儿才低于耻骨联合平面或相当于此平面。

一、膀胱外形的发育变化

新生儿的膀胱，空虚收缩时呈上、下两端渐尖，前、后扁平的梭形。1.5～2 岁以前，膀胱可一直保持梭形，以后膀胱开始展平变圆，10 岁时膀胱呈卵圆形，到青春期才过渡到成人型。小儿膀胱的形状与年龄、性别无关，而与其尿量充盈有关，依据充盈度分为 3 型（表 3-18）。膀胱空虚时呈梭形，充盈时呈卵圆形或梨形，以梭形多见，占 38% 左右。

表 3-18　小儿膀胱的形状（%）

组别	梭形	卵圆形	梨形
I	30.00	40.00	30.00
II	30.00	33.33	36.67
III	20.00	50.00	30.00
IV	30.00	33.33	36.67
V	46.67	30.00	23.33

二、膀胱三角的发育变化

在新生儿期，膀胱三角的黏膜与附近的黏膜没有十分显著的不同，输尿管间襞也不十分明显。在小儿时期，膀胱三角平面较陡。膀胱内腔面的输尿管间襞的形态与膀胱的充盈程度有关，膀胱空虚或充盈不佳时明显，充盈时不明显，极度充盈时消失。输尿管口呈裂隙形，两侧输尿管口间的距离及左、右输尿管口至尿道内口的距离随年龄增长而增大，输尿管口的长度则与小儿年龄无关（表 3-19，图 3-11）。左、右输尿管口至尿道内口距离相等者不足 30%，而超过 70% 者左右不等。

表 3-19　小儿膀胱三角结构测量

组别	左、右输尿管口间距			输尿管口至尿道内口距离			输尿管口长		
	$\bar{x} \pm s$（mm）	$R_{min \sim max}$（mm）	CV（%）	$\bar{x} \pm s$（mm）	$R_{min \sim max}$（mm）	CV（%）	$\bar{x} \pm s$（mm）	$R_{min \sim max}$（mm）	CV（%）
I	9.81±3.13	5.00～16.50	31.91	10.51±3.41	5.60～18.00	32.45	1.01±0.25	0.70～1.60	24.75

续表

组别	左、右输尿管口间距			输尿管口至尿道内口距离			输尿管口长		
	$\bar{x} \pm s$（mm）	$R_{min\sim max}$（mm）	CV（%）	$\bar{x} \pm s$（mm）	$R_{min\sim max}$（mm）	CV（%）	$\bar{x} \pm s$（mm）	$R_{min\sim max}$（mm）	CV（%）
Ⅱ	12.19±3.32	7.00～18.30	27.24	13.19±3.63	3.20～23.00	27.52	1.48±0.43	0.60～3.00	29.05
Ⅲ	16.82±4.25	9.00～23.80	25.27	18.62±5.36	9.50～30.00	28.79	1.92±0.59	0.70～4.00	30.73
Ⅳ	17.45±6.23	7.00～27.00	35.70	20.65±7.04	7.00～38.00	34.09	2.22±0.76	1.20～4.50	34.23
Ⅴ	20.89±6.28	10.00～36.00	30.00	23.14±7.99	11.00～40.50	34.53	2.13±0.72	1.10～4.80	33.80

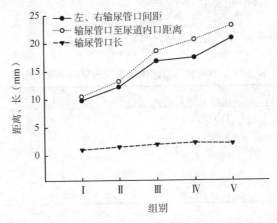

图 3-11　小儿不同年龄组膀胱三角间距及输尿管口长分布曲线

第三节　女性尿道

男性尿道与生殖系统关系密切，详见本书第七章。

新生儿女性的尿道，出生时发育良好。不但因尿道内口高位而较长（22～33mm，成年人为 30～50mm），而且口径也相当大，故在 1 岁时即可插入膀胱镜。因此，在以后的发育过程中长度和口径增加不多。

一、尿道内口与耻骨联合的位置关系

（一）尿道内口至耻骨联合上缘的距离

新生儿女性尿道是凹向前方的弓状管道，因其尿道内口较高位，尿道须绕过耻骨联合后下方弯向前下，在以后的发育过程中，随膀胱的下降，小儿女性的尿道约在 1 岁时伸直。女性尿道内口呈漏斗形，依据尿道内口与耻骨联合平面的位置关系分为 3 型，其中尿道内口高于耻骨联合平面者占多数，接近 60%（表 3-20）。尿道外口呈矢状裂，周围有黏膜形成的绒毛状结构附着，此结构具有阻止外来感染性微生物入侵的作用。

表 3-20 小儿女性尿道内口与耻骨联合平面的位置关系（%）

组别	平耻骨联合平面	高于耻骨联合平面	低于耻骨联合平面
I	21.05	42.11	36.84
II	47.08	29.41	23.53
III	33.33	33.33	33.33
IV	17.65	52.94	29.41
V	11.11	72.33	16.67

（二）尿道内口至耻骨联合下缘的距离

女性尿道内口至耻骨联合下缘的距离整体与机体发育一致（表 3-21，图 3-12）。

表 3-21 小儿女性尿道内口至耻骨联合下缘的距离

组别	$\bar{x} \pm s$（mm）	$R_{min \sim max}$（mm）	CV（%）
I	11.47±4.29	6.00～19.00	37.40
II	8.50±3.87	4.00～16.00	45.53
III	10.78±4.66	6.00～18.00	43.22
IV	11.63±4.70	5.00～21.00	40.41
V	14.81±5.25	9.00～21.00	35.45

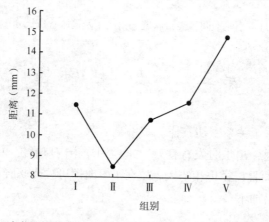

图 3-12 小儿不同年龄组女性尿道内口至耻骨联合下缘距离分布曲线

二、尿道的发育变化

（一）尿道长度的发育变化

女婴出生时尿道发育良好，长度约为 22mm（成人为 27～40mm），而且口径较大，外口暴露，靠近肛门，容易污染，故上行感染较男性多见。小儿女性尿道呈凹向前的形态，其尿道前壁、后壁互相接触，且有显著收缩性，可分为盆膈之上的盆部和其下的会阴部，盆部接近耻骨联合后面，会阴部开口于阴道前庭阴蒂下。随着膀胱的下降，女性小儿尿道逐渐变直，其长度与年龄无关（表 3-22，图 3-13）。

表 3-22 女性小儿尿道长度

组别	$\bar{x} \pm s$（mm）	$R_{\text{min~max}}$（mm）	CV（%）
Ⅰ	21.86±3.32	16.00~30.00	15.19
Ⅱ	22.57±2.91	17.00~29.00	12.89
Ⅲ	21.83±3.75	15.00~26.00	17.18
Ⅳ	22.64±4.78	15.00~34.00	21.11
Ⅴ	24.08±4.72	14.00~34.00	19.60

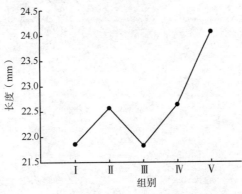

图 3-13 女性小儿不同年龄组尿道长度分布曲线

（二）尿道内径的发育变化

女性出生时尿道发育良好，故其尿道内径虽随年龄增长而增大（尤以 13~14 岁时最为明显），但增速较慢（表 3-23，图 3-14）。成人女性尿道内径扩张时可达 5~7mm。

表 3-23 女性小儿尿道内径

组别	尿道内口			尿道中部			尿道外口		
	$\bar{x} \pm s$（mm）	$R_{\text{min~max}}$（mm）	CV（%）	$\bar{x} \pm s$（mm）	$R_{\text{min~max}}$（mm）	CV（%）	$\bar{x} \pm s$（mm）	$R_{\text{min~max}}$（mm）	CV（%）
Ⅰ	2.78±0.60	1.70~3.80	21.58	2.34±0.36	1.60~3.00	15.38	2.25±0.45	1.50~3.20	20.00
Ⅱ	2.49±0.78	1.10~4.00	31.33	2.66±0.54	1.80~4.00	20.30	2.25±0.41	1.40~3.00	18.22
Ⅲ	3.22±0.78	2.20~5.00	24.22	2.77±0.47	2.00~3.50	16.97	2.64±0.59	1.80~4.00	20.45
Ⅳ	3.62±0.66	2.50~5.30	18.23	3.32±0.70	1.60~4.00	21.08	3.07±0.59	2.20~4.00	19.22
Ⅴ	3.72±0.90	2.10~6.00	24.19	3.78±0.73	1.90~4.20	19.31	3.57±0.81	2.50~5.00	22.69

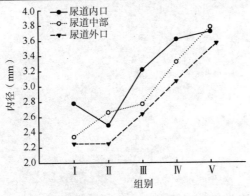

图 3-14 小儿不同年龄组女性尿道内径分布曲线

第四篇

生殖系统

生殖系统分为男性生殖系统和女性生殖系统，两性生殖系统均分为内生殖器和外生殖器两部分，内生殖器中的生殖腺是最主要的器官，而其他则是辅助的器官。胚胎发育均来源于米勒管。

土壤条件

第七章 男性生殖系统

男性内生殖器包括睾丸、输精管道和附属腺体三部分。睾丸是男性的生殖腺，可以产生精子，并通过睾丸间质细胞分泌雄激素。输精管道包括附睾、输精管、射精管和男性尿道，由睾丸产生的精子储存于附睾内，射精时精子经输精管、射精管和尿道排出体外。附属腺体包括前列腺、精囊腺和尿道球腺，它们分泌的液体与精子合成精液，此液体有营养精子和增加精子活力的作用。外生殖器包括阴囊和阴茎。

第一节 男性内生殖器

一、睾 丸

足月新生儿睾丸已经降入阴囊，呈圆形者近 1/4（23.33%±5.46%），其余及小儿组均为卵圆形，如黄豆大小。在以后的发育过程中，其位置和外形无明显变化，主要表现为体积、重量及微观结构的变化。

新生儿睾丸相对较小，平均重量约为 0.34g（0.34g±0.01g），为体重的 1/8000；成人睾丸重量为 20～30g，占体重的 1/（2000～3000）。在出生后 3 个月内，睾丸可增加 2.5 倍，而在 1～10 岁期间发育甚微，到 12～15 岁时，睾丸增长加快，在 14～15 岁时开始出现第二性征，并产生精子。幼儿期的睾丸发育不全，精曲小管较细，至 10 岁后逐渐出现管腔。最初精曲小管的管壁仅由一些尚未分化的细胞和少量精原细胞所组成，到 12～15 岁时，精曲小管的管径变粗，精原细胞不断分裂增殖，出现各期生精细胞，这时精曲小管内含有成熟的精子。睾丸重量随着个体发育而逐渐增加，5 组重量之比为 1∶1.06∶1.56∶1.94∶3.56，可见发育速度逐渐增快，可能与进入发育期有关。小儿不同年龄组睾丸各径及重量的分布曲线见表 4-1、图 4-1、图 4-2。正常小儿睾丸的体积随年龄增长而增大（表 4-2）。

儿童的睾丸由于白膜发育良好，表面光滑、苍白而透明。由于软组织形成不多，较硬，到 10 岁时仍比成人硬。儿童的睾丸切面呈灰红色，10 岁起逐渐递变为成人的灰黄色。

表 4-1　小儿睾丸各径和重量的度量

组别	长			宽			厚			重量		
	$\bar{x}\pm s$ (mm)	$R_{min\sim max}$ (mm)	CV (%)	$\bar{x}\pm s$ (mm)	$R_{min\sim max}$ (mm)	CV (%)	$\bar{x}\pm s$ (mm)	$R_{min\sim max}$ (mm)	CV (%)	$\bar{x}\pm s$ (g)	$R_{min\sim max}$ (g)	CV (%)
I	1.42± 0.13	0.84～1.80	9.2	0.84± 0.09	0.59～ 0.93	10.7	0.60± 0.11	0.38～ 0.77	18.3	0.52± 0.06	0.13～ 0.92	11.5
II	1.52± 0.20	1.25～1.85	13.2	0.97± 0.11	0.60～ 1.18	11.3	0.62± 0.13	0.40～ 0.90	21.0	0.56± 0.07	0.13～ 1.30	12.5
III	1.59± 0.24	1.20～2.00	15.1	1.04± 0.11	0.70～ 1.08	10.6	0.71± 0.12	0.35～ 0.95	16.9	0.83± 0.11	0.35～ 1.50	13.3
IV	1.71± 0.23	1.24～2.15	13.5	1.34± 0.14	0.90～ 1.33	10.5	0.80± 0.15	0.50～ 1.07	18.8	1.02± 0.13	0.40～ 1.52	12.8
V	2.21± 0.36	1.55～3.20	16.3	1.52± 0.22	1.10～ 2.20	14.5	1.38± 0.14	0.60～ 1.90	10.1	1.87± 0.21	0.45～ 3.52	11.2

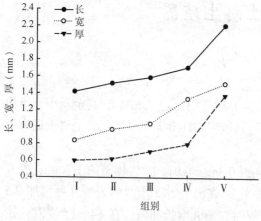

图 4-1　小儿不同年龄组睾丸各径分布曲线　　　图 4-2　小儿不同年龄组睾丸重量分布曲线

表 4-2　小儿睾丸体积的度量

年龄	睾丸体积（cm³）
新生儿	1.2±0.3
0～7 岁	1.9±0.4
7～11 岁	2.3±1.0
11～15 岁	8.9±4.7

二、输精管道

（一）附睾的发育变化

出生时，附睾长 22.6mm，睾丸长 10.6mm，两者的比例与成人相当，但新生儿附睾头体积较大，因此其以较大而昂起的外观出现于睾丸的后上缘。这时其与睾丸之间，除头部有窄的联系外，其余体部和尾部则借一深窦与睾丸隔开，此后，附睾和睾丸的愈着面逐渐扩大。新生儿附睾与睾丸的相对位置并非一致，有 3 种类型，附睾体位于睾丸前缘者占 22%（21.67%±5.32%），位于睾丸外侧者占 45.00%±6.42%，位于睾丸后缘者占 33.33%±6.09%，但附睾的头尾仍分别位于睾丸的上端和下端。

新生儿附睾的重量约为（0.19±0.02）g，略大于本身睾丸的 1/2。在儿童发育过程中，附睾同生殖腺一样，在 10 岁前发育甚微，到青春期才迅速增殖，但与睾丸之间的比重则不断下降，以后各组分别减少至 1/2.2、1/2.2、1/2.7、1/2.8、1/3.4（表 4-3、图 4-3、图 4-4）。

附睾的形态分为 3 种，即 C 形、S 形和迂曲形。在儿童发育过程中，附睾形态及与睾丸的位置关系均与成人相同。

表 4-3　小儿附睾的度量

组别	长度			重量		
	$\overline{x}\pm s$（mm）	$R_{min\sim max}$（mm）	CV（%）	$\overline{x}\pm s$（g）	$R_{min\sim max}$（g）	CV（%）
I	2.15±0.15	1.60~2.93	7.0	0.24±0.02	0.11~0.40	8.3
II	2.36±0.31	1.76~3.10	13.1	0.25±0.03	0.13~0.40	12.0
III	2.52±0.38	1.90~3.70	15.1	0.31±0.04	0.15~0.60	12.9
IV	2.69±0.39	1.80~3.40	14.5	0.36±0.04	0.14~0.50	11.1
V	3.61±0.60	2.32~5.30	16.6	0.55±0.08	0.25~0.80	14.6

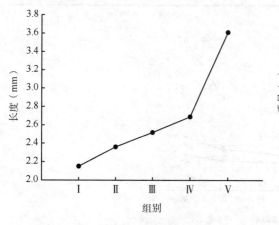

图 4-3　小儿不同年龄组附睾长度分布曲线

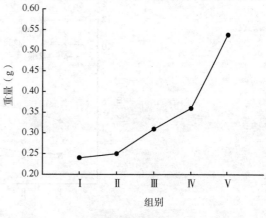

图 4-4　小儿不同年龄组附睾重量分布曲线

（二）输精管的发育变化

出生时，输精管如大号丝线粗细，据 Peter 描述，在精索段，横径为 0.62mm，管腔为 0.15mm（成人分别为 1.86mm 和 0.37mm）；10 岁之前发育缓慢（11 岁时横径 1.115mm，管腔 0.2mm）。以后转快，似比生殖腺发育早。大概到 14 岁时（横径 1.58mm，管腔 0.37mm）已接近或达到成年人的大小。长度的增加则与大小的发育不同，而决定于行程所依据的器官（表 4-4～表 4-6，图 4-5～图 4-7）。

新生儿输精管的行程也同成年人一样，从附睾尾上升，到腹股沟管参与精索的形成，然后进入腹腔到盆腔。其中在局部关系上与成人完全不同的是盆段。新生儿的输精管在盆腔入口的边缘越过隆起的脐动脉到膀胱后壁。在膀胱后壁绕过输尿管的上内侧下行到前列腺上端，全部为膀胱后壁的腹膜所覆盖，与直肠之间隔着膀胱直肠陷凹。之后在儿童发育过程中，随着膀胱的下降和膀胱直肠陷凹的上升，其相当于膀胱底的一段逐渐位于膀胱直肠陷凹之下，而与直肠隔一层筋膜相连接，大概到 2 岁末时大致达到与成人相称的状态。

表 4-4　小儿输精管各部的长

组别	睾丸部			精索部			腹股沟部			盆部		
	$\bar{x} \pm s$ (mm)	$R_{min \sim max}$ (mm)	CV (%)	$\bar{x} \pm s$ (mm)	$R_{min \sim max}$ (mm)	CV (%)	$\bar{x} \pm s$ (mm)	$R_{min \sim max}$ (mm)	CV (%)	$\bar{x} \pm s$ (mm)	$R_{min \sim max}$ (mm)	CV (%)
I	1.87± 0.20	1.60~ 2.40	10.7	1.96± 0.23	1.91~ 4.31	11.7	2.15± 0.16	2.01~ 2.62	7.4	4.56± 0.30	3.00~ 6.50	6.0
II	1.98± 0.25	1.70~ 2.50	12.6	3.03± 0.25	2.00~ 5.10	8.3	2.28± 0.20	1.80~ 2.75	8.8	5.44± 0.45	3.10~ 7.40	8.3
III	2.03± 0.35	1.10~ 2.70	17.2	3.20± 0.24	1.90~ 5.50	7.5	2.74± 0.20	1.80~ 3.75	7.3	5.79± 0.44	3.20~ 8.60	7.6
IV	2.12± 0.41	1.20~ 2.90	19.3	3.30± 0.23	1.80~ 4.90	7.0	2.92± 0.21	2.00~ 3.50	7.2	6.72± 0.56	4.00~ 9.80	8.3
V	2.57± 0.43	1.70~ 4.00	16.7	3.42± 0.25	2.10~ 5.60	7.3	3.90± 0.35	2.00~ 5.40	9.0	10.86± 0.90	8.20~ 16.00	8.3

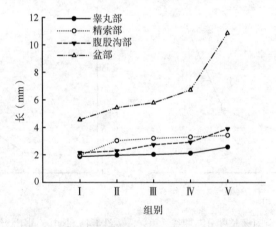

图 4-5　小儿不同年龄组输精管各部长分布曲线

表 4-5　小儿输精管各部的管径（宽）

组别	睾丸部			精索部			腹股沟部			盆部		
	$\bar{x} \pm s$ (mm)	$R_{min \sim max}$ (mm)	CV (%)	$\bar{x} \pm s$ (mm)	$R_{min \sim max}$ (mm)	CV (%)	$\bar{x} \pm s$ (mm)	$R_{min \sim max}$ (mm)	CV (%)	$\bar{x} \pm s$ (mm)	$R_{min \sim max}$ (mm)	CV (%)
I	0.12± 0.01	0.08~ 0.17	8.3	0.10± 0.01	0.06~ 0.13	10.0	0.10± 0.01	0.06~ 0.12	10.0	0.11± 0.006	0.09~ 0.16	5.5
II	0.13± 0.02	0.10~ 0.17	15.4	0.11± 0.01	0.08~ 0.15	9.1	0.11± 0.01	0.09~ 0.13	9.1	0.11± 0.006	0.07~ 0.16	5.5

续表

组别	睾丸部			精索部			腹股沟部			盆部		
	$\bar{x}\pm s$ (mm)	$R_{min\sim max}$ (mm)	CV (%)	$\bar{x}\pm s$ (mm)	$R_{min\sim max}$ (mm)	CV (%)	$\bar{x}\pm s$ (mm)	$R_{min\sim max}$ (mm)	CV (%)	$\bar{x}\pm s$ (mm)	$R_{min\sim max}$ (mm)	CV (%)
III	0.14±0.02	0.10~0.20	14.3	0.11±0.01	0.08~0.15	9.1	0.11±0.01	0.08~0.15	9.1	0.11±0.006	0.08~0.20	5.0
IV	0.16±0.02	0.08~0.35	12.5	0.12±0.01	0.08~0.25	8.3	0.12±0.01	0.08~0.21	8.3	0.12±0.007	0.07~0.17	5.8
V	0.19±0.02	0.11~0.34	10.5	0.17±0.02	0.11~0.26	11.8	0.17±0.02	0.09~0.25	11.8	0.16±0.008	0.09~0.26	5.0

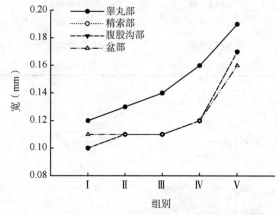

图 4-6　小儿不同年龄组输精管各部宽度分布曲线

表 4-6　小儿输精管壶腹的测量

组别	壶腹长			壶腹宽		
	$\bar{x}\pm s$ (mm)	$R_{min\sim max}$ (mm)	CV (%)	$\bar{x}\pm s$ (mm)	$R_{min\sim max}$ (mm)	CV (%)
I	0.85±0.07	0.50~1.34	8.2	0.25±0.02	0.15~0.41	8.0
II	1.02±0.08	0.47~1.60	7.8	0.27±0.02	0.17~0.38	7.4
III	1.10±0.08	0.50~2.00	7.3	0.25±0.02	0.15~0.42	8.0
IV	1.23±0.08	0.80~2.50	6.5	0.28±0.03	0.14~0.44	10.7
V	1.31±0.08	0.91~1.60	6.9	0.31±0.03	0.22~0.41	9.7

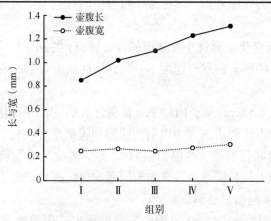

图 4-7　小儿不同年龄组输精管壶腹长与宽分布曲线

（三）射精管的发育变化

新生儿的射精管同成人一样起于前列腺底，由同侧输精管和精囊腺排泄管合成。左右两管各向前下穿过前列腺中叶与侧叶之间，分别开口于精阜两侧。射精管的长取决于前列腺的大小，儿童长 8～12mm，成人长 18～22mm（表 4-7，图 4-8）。

表 4-7　小儿射精管的长

组别	$\bar{x} \pm s$（mm）	$R_{\text{min~max}}$（mm）	CV（%）
I	0.67±0.05	0.51～0.79	7.5
II	0.69±0.05	0.40～0.98	7.3
III	0.72±0.06	0.40～0.93	8.3
IV	0.83±0.07	0.53～1.20	8.4
V	0.94±0.07	0.71～1.30	7.5

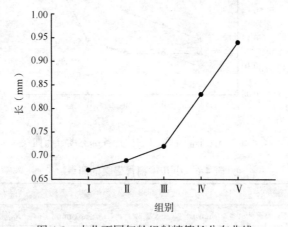

图 4-8　小儿不同年龄组射精管长分布曲线

（四）男性尿道的发育变化

男性小儿的尿道与成人一样，起自膀胱下端的尿道内口，穿过前列腺、尿生殖膈、尿道海绵体，终于阴茎头的尿道外口，其在成长过程中的特点主要表现在发育、行程和管腔改变等方面。

1. 尿道长度的发育变化　男性小儿尿道的发育特点，特别是长度和行程，主要取决于所穿过的器官。由于这些器官的发育速度不一致，从而尿道各部的发育比例和弯曲情况也随之变化。

男性新生儿尿道长 6.55cm，尿道内口平耻骨联合水平。由于前列腺因膀胱高位而较长，而尿生殖膈发育良好，因此尿道三部中以前列腺部和膜部相对较长。由于这种关系，尿道的行程首先要绕过耻骨联合后缘（或略斜向后），然后再绕过下缘前行，故尿道第一个弯曲（耻骨下弯）在比例上较长而弯曲。又由于阴茎向前挺起且稍向下弯，从而第二个弯曲（耻骨前弯）也与成人不同而呈弓形。

男性尿道生长速度较慢，在 10 岁前的发育过程中，尿道的全长增加 1.6 倍。由于膀胱下降，前列腺也下降并缩短，而尿生殖膈则大致保持原状，只有阴茎海绵体单独发育，因此尿道的 3 个部分中，海绵体部在比例上发育占优势。到青春期尿道显著增长，13～14 岁时长度可达 12～13cm。尿道第一部分和第三部分随着前列腺和阴茎海绵体的迅速发育而增长，而膜部的长度则改变较小，因此 3 个部分的比例逐渐变化为接近成人状态。这时尿道的第一个弯曲由儿童型过渡到成人型，第二个弯曲也随着阴茎的发育而向下垂。男性小儿尿道各部长度的测量及三部长度比例见表 4-8、表 4-9、图 4-9、图 4-10。

表 4-8　男性小儿尿道的长度测量

组别	尿道前列腺部			尿道膜部			尿道海绵体部		
	$\overline{x}\pm s$（mm）	$R_{min\sim max}$（mm）	CV（%）	$\overline{x}\pm s$（mm）	$R_{min\sim max}$（mm）	CV（%）	$\overline{x}\pm s$（mm）	$R_{min\sim max}$（mm）	CV（%）
I	1.07±0.08	0.81～1.35	7.5	0.55±0.04	0.35～0.72	7.3	5.97±0.33	4.30～6.80	5.5
II	1.12±0.08	0.76～1.60	7.4	0.56±0.03	0.40～0.80	5.4	6.61±0.26	4.50～8.30	3.9
III	1.20±0.09	0.85～1.80	7.5	0.56±0.03	0.40～0.90	5.4	7.69±0.35	6.30～10.30	4.6
IV	1.29±0.09	0.80～1.60	7.0	0.63±0.05	0.45～1.05	7.9	8.51±0.36	7.00～10.50	4.2
V	1.51±0.10	0.92～1.21	6.6	0.84±0.05	0.50～1.17	6.0	10.60±0.38	8.70～12.00	3.6

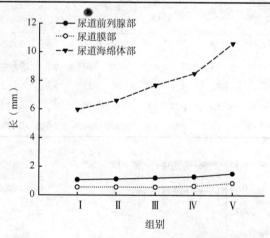

图 4-9　男性小儿不同年龄组尿道长度分布曲线

表 4-9　尿道各部长度的发育情况

组别	总长（mm）	前列腺部（mm）	膜部（mm）	海绵体部（mm）	三部长度比例
I	7.59	1.07	0.55	5.97	1：0.5：5.6
II	8.29	1.12	0.56	6.61	1：0.5：5.9
III	9.40	1.20	0.51	7.69	1：0.4：6.4
IV	10.43	1.29	0.63	8.51	1：0.5：6.6
V	12.95	1.51	0.84	10.60	1：0.6：7.0

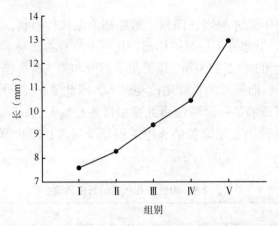

图 4-10　男性小儿不同年龄组尿道总长度分布曲线

2. 尿道管径的发育变化　儿童尿道的管腔基本同成人一样宽窄不均，出生时即可看到舟状窝和尿道球窝的轮廓，小儿男性尿道三部的宽见表 4-10、图 4-11。

表 4-10　男性小儿尿道宽的测量

组别	尿道前列腺部中段			尿道膜部中段			尿道海绵体部中段		
	$\bar{x}\pm s$(mm)	$R_{min\sim max}$(mm)	CV（%）	$\bar{x}\pm s$(mm)	$R_{min\sim max}$(mm)	CV（%）	$\bar{x}\pm s$(mm)	$R_{min\sim max}$(mm)	CV（%）
I	0.27±0.02	0.15～0.44	7.4	0.13±0.01	0.04～0.21	7.6	0.12±0.01	0.06～0.24	8.3
II	0.33±0.03	0.18～0.46	9.1	0.15±0.01	0.06～0.20	6.7	0.13±0.01	0.09～0.28	7.7
III	0.35±0.03	0.19～0.42	8.6	0.16±0.01	0.07～0.31	6.3	0.16±0.02	0.09～0.30	12.5
IV	0.38±0.02	0.25～0.50	5.3	0.24±0.02	0.07～0.40	8.3	0.20±0.02	0.10～0.38	10.0
V	0.42±0.04	0.30～0.60	9.5	0.34±0.02	0.10～0.54	5.9	0.29±0.03	0.14～0.43	10.3

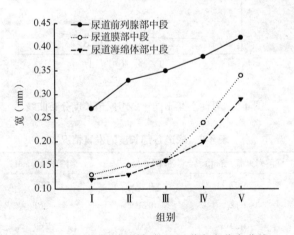

图 4-11　男性小儿不同年龄组尿道宽度分布曲线

3. 尿道内口、外口的发育变化　儿童尿道内口横径和外口前后径均随年龄、身长的增长而增大（表 4-11、图 4-12）。

表 4-11　男性小儿尿道的测量

组别	内口横径			外口前后径		
	$\bar{x} \pm s$（mm）	$R_{min \sim max}$（mm）	CV（%）	$\bar{x} \pm s$（mm）	$R_{min \sim max}$（mm）	CV（%）
I	0.20±0.02	0.08～0.36	10.0	0.24±0.01	0.17～0.30	4.2
II	0.26±0.02	0.11～0.44	7.7	0.26±0.01	0.11～0.39	3.9
III	0.31±0.03	0.14～0.56	9.7	0.26±0.01	0.13～0.30	3.9
IV	0.38±0.03	0.19～0.67	7.9	0.32±0.02	0.16～0.43	6.3
V	0.41±0.04	0.22～0.79	9.8	0.33±0.02	0.16～0.48	6.1

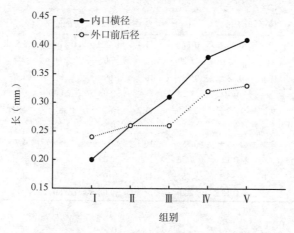

图 4-12　男性小儿不同年龄组尿道内口横径、外口前后径分布曲线

三、精　　索

新生儿的精索相对较粗，有资料显示新生儿精索周径可达 1.4cm，以后的发育过程中，周径增大不多，15 岁时则为 1.5～1.8cm，而成人为 1.8～2.5cm。新生儿精索内容排列与成人一致。儿童期精索静脉不太发达，到青春期提睾肌发育卓著，静脉逐渐发达，故青春期以前很少看到精索静脉曲张症。

四、附 属 腺 体

（一）前列腺的发育变化

小儿的前列腺同成人一样围着尿道的始部，开口于尿道内精阜两侧，有输精管穿过，并含有前列腺小囊。新生儿的前列腺即与成人基本相似，具有上端大、下端小的形态特征，但稍显短粗，前列腺的后面多平坦，少有轻微隆起，偶见半球形囊状突起，其为输精管末端或射精管的囊肿。

新生儿的前列腺重 1.1g，在比重上与成人相当。幼儿的前列腺甚小，1～2 岁前为球形，腺组织不显著，主要由肌纤维和结缔组织构成，10 岁之前前列腺长得很慢，直肠指诊不易触及。10 岁前前列腺增加较少，腺体发育甚微，侧叶不发达，其长度因膀胱下降而缩短。

到青春期才特别迅速发育，在 13 岁时作为直肠指检标志的后纵沟已可明显认出，整体变扁，形态呈上端"底"大、下端"尖"细的栗子形，尿道口也由腺体中心部移至其前上缘。至性成熟时，其受性激素的作用，可迅速增大，硬度也逐渐增加，通常在 18 岁左右完成，然后才出现分泌物浓缩凝固后形成小的结石。小儿前列腺各径及重量的测量见表 4-12、图 4-13、图 4-14。

表 4-12　小儿前列腺的测量

组别	上下径			前后径			左右径			重量		
	$\bar{x}\pm s$（mm）	$R_{min\sim max}$（mm）	CV（%）	$\bar{x}\pm s$（mm）	$R_{min\sim max}$（mm）	CV（%）	$\bar{x}\pm s$（mm）	$R_{min\sim max}$（mm）	CV（%）	$\bar{x}\pm s$（g）	$R_{min\sim max}$（g）	CV（%）
I	1.10±0.12	0.91～1.35	10.9	0.96±0.11	0.77～1.20	11.4	1.43±0.05	0.81～2.11	3.5	1.25±0.10	0.75～1.70	8.0
II	1.24±0.13	1.05～1.87	10.6	0.98±0.10	0.77～1.20	10.2	1.69±0.08	1.20～2.00	4.7	1.36±0.11	0.78～1.90	8.3
III	1.32±0.12	0.90～2.00	9.2	1.07±0.12	0.60～1.55	11.2	1.83±0.08	1.38～2.24	4.4	1.56±0.15	0.80～2.48	6.1
IV	1.40±0.11	0.89～2.55	7.9	1.17±0.12	0.75～1.76	10.3	1.93±0.09	1.35～2.30	4.7	1.83±0.18	1.00～3.65	9.8
V	1.82±0.13	1.50～3.00	7.1	1.55±0.18	1.15～2.20	11.6	2.19±0.08	1.90～2.80	3.7	2.79±0.19	1.21～4.00	6.8

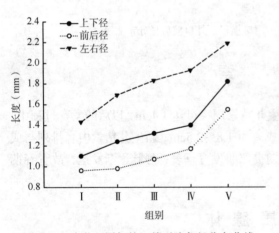

图 4-13　小儿不同年龄组前列腺各径分布曲线

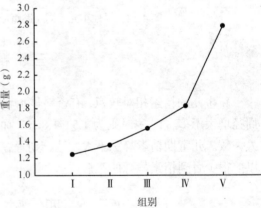

图 4-14　小儿不同年龄组前列腺重量分布曲线

（二）精囊腺的发育变化

新生儿的精囊腺形态呈长条状，扁而薄，几乎成片状贴于膀胱的后面，平均重 0.09g，长 11mm，宽 3.6mm，在位置上与成人完全不同的是后面完全被腹膜所覆盖，而隔一膀胱直肠陷凹与直肠毗邻。精囊腺在 10 岁前增重甚微，据 Gundobin 描述，8～10 岁时其重量仅为出生时的 2 倍，长约 20mm，宽约 4.5mm。青春期时其发育迅速，到 15 岁时重量为新生儿的 30 倍，长约 61mm，宽约 6.6mm。

在小儿成长过程中，精囊腺随着膀胱下降而逐渐位于腹膜囊下，通常在 2 岁末时已达到成人水平，仅底部覆以腹膜，后面则与直肠愈着。小儿精囊的测量见表 4-13、图 4-15、图 4-16。

表 4-13　精囊的测量

组别	长度			中段宽度			重量		
	$\bar{x}\pm s$（cm）	$R_{min\sim max}$（cm）	CV（%）	$\bar{x}\pm s$（cm）	$R_{min\sim max}$（cm）	CV（%）	$\bar{x}\pm s$（cm）	$R_{min\sim max}$（cm）	CV（%）
I	1.11±0.07	0.77~2.11	6.3	0.36±0.02	0.21~0.48	5.6	0.09±0.003	0.02~0.16	3.3
II	1.21±0.07	0.68~1.66	5.8	0.36±0.02	0.26~0.50	5.6	0.11±0.003	0.01~0.20	2.7
III	1.61±0.09	1.10~3.30	5.6	0.37±0.03	0.25~0.70	8.1	0.14±0.004	0.03~0.25	2.9
IV	1.80±0.10	1.30~3.25	5.6	0.41±0.02	0.25~0.80	4.9	0.16±0.005	0.08~0.30	3.1
V	2.15±0.10	1.35~3.30	4.6	0.47±0.03	0.24~0.90	6.4	0.19±0.007	0.10~0.31	3.7

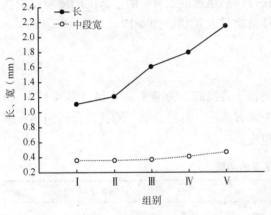

图 4-15　小儿不同年龄组精囊各径分布曲线

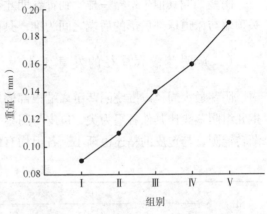

图 4-16　小儿不同年龄组精囊重量分布曲线

（三）精囊腺、前列腺与腹膜的关系

在新生儿组中，腹膜自膀胱上面向后转到膀胱后面，并覆盖精囊腺及前列腺后面上 1/2，至此转折移行于直肠前面，因此直肠膀胱陷凹前壁的腹膜深面为膀胱后壁、精囊腺及前列腺的后上 1/2，陷凹的底为腹膜的转折部分，此处随着生殖器官的发育而逐渐上移。

第二节　男性外生殖器

一、阴　囊

新生儿阴囊的基本结构已如成人，其是一个根部没有缩窄、短宽形的松弛囊袋，前面的阴囊缝明显突起。在发育过程中，一般 10 岁以内阴囊仍保持短宽形，随着睾丸的发育而增大下降，到 14~15 岁时形成一个底宽颈窄的囊袋。在小儿发热时阴囊可出现松弛下垂现象。

二、阴　茎

新生儿阴茎的组成与成人基本一样,但尿道海绵体较阴茎海绵体大,而尿道球则稍小,阴茎头较细,阴茎头末端有尿道外口。幼儿因为阴阜皮下组织厚,所以露出的阴茎较短,又因悬韧带较短,往上牵拉而较挺起。包皮通常较长,包裹整个阴茎头,包皮口较狭窄,包皮与阴茎头借上皮性板互相粘连,其粘连面多数范围广泛,通常遍及整个接触面。到10岁时,包皮可以上翻,并逐渐向阴茎头冠退缩,包皮口扩大,阴茎头可露出,如果到这时包皮还不能退缩,则为包茎,应与包皮过长、隐匿性阴茎鉴别。

(一) 阴茎长度的发育变化

阴茎如同其他生殖器一样,到青春期才获得特别迅速的发育。阴茎长度的测量以阴茎头顶端与尿道球部后部的后端之间为准,具体数据见表4-14、图4-17。

(二) 阴茎最大周径的发育变化

阴茎最大周径以围绕阴茎游离端根部的周长(含皮肤)为准(表4-14,图4-17)。新生儿组阴茎头比其他各组为尖,包皮与阴茎头间有粘连,但易分离。随其发育而阴茎头逐渐转钝圆,与包皮的粘连也渐小,各组均有包皮。

表 4-14　阴茎的测量

组别	长			最大周径		
	$\bar{x} \pm s$ (cm)	$R_{min\sim max}$ (cm)	CV (%)	$\bar{x} \pm s$ (cm)	$R_{min\sim max}$ (cm)	CV (%)
I	6.42±0.72	4.80~8.40	11.2	4.41±0.57	3.40~5.20	12.9
II	7.11±1.08	5.00~9.00	15.2	4.50±0.54	3.50~5.30	12.0
III	8.33±1.01	7.00~11.00	12.1	4.79±0.79	4.00~5.50	16.5
IV	9.03±0.93	8.00~11.20	10.3	4.94±0.33	4.20~5.50	6.7
V	11.00±0.92	8.50~12.00	8.4	5.21±0.80	4.50~6.00	15.4

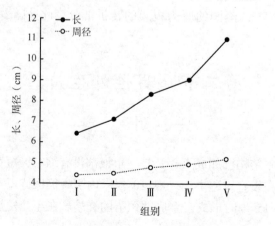

图 4-17　小儿不同年龄组阴茎各径分布曲线

第八章　女性生殖系统

女性生殖系统包括位于盆腔内的内生殖器（卵巢、输卵管、子宫和阴道）和外生殖器（包括阴阜、大阴唇、小阴唇、阴蒂、阴道前庭、前庭球及前庭大腺）。其中卵巢是女性生殖腺，到青春期以后会随月经周期产生卵子，并分泌激素，参与第二性征的发育，控制子宫壁适应妊娠的变化。

第一节　女性内生殖器

足月新生儿及小儿的子宫、卵巢结构与成人相同，但形态、大小与功能尚在逐渐变化。

一、卵　　巢

新生儿的卵巢较成人薄而长，以后随着年龄的增长，逐渐变得短、宽、厚。在儿童时期，卵巢表面光滑，游离缘有 3～4 个切迹；到成人时，由于多次排卵，卵泡破裂萎缩被结缔组织所代替，卵巢表面形成许多痕迹，显得凹凸不平，切迹消失，实质逐渐变硬。

（一）卵巢的形态分型

小儿卵巢的形态分为 5 型，新生儿以长条形占绝大多数，其余各组则以卵圆形居多（表 4-15）。

表 4-15　小儿卵巢的形态分型（%）

组别	卵圆形		肾形		三角形		锥形		长条形	
	左侧	右侧	左侧	右侧	左侧	右侧	左侧	右侧	左侧	右侧
I	54.55	72.73	27.72	9.09	9.09	9.09	9.09	9.09	—	—
II	66.67	66.67	—	16.67	—	—	22.22	—	11.11	16.67
III	78.57	78.57	—	—	—	—	21.43	14.29	—	7.14
IV	76.47	82.35	—	—	—	—	5.88		17.65	17.65
V	78.94	78.94	—	—	—	—	10.53	10.53	10.53	10.53

（二）卵巢方位的发育变化

小儿卵巢贴附于骨盆内侧壁，分为垂直位、冠状位、倾斜位和矢状位，各方位出现率见表4-16。由于阔韧带因子宫高位而扬起，从而新生儿的卵巢位置较高，通常位于骨盆入口之上，略呈斜位。1～2岁时，阔韧带随着子宫下降而逐渐降入盆腔，卵巢的长轴也由横斜位变为大致垂直位，此后逐渐达成人位，但也有大龄儿童的卵巢位置与成人差别较大者。成人卵巢位置较低，其长轴近于直位。

表 4-16　小儿卵巢的方位（%）

组别	垂直位		冠状位（横位）		矢状位（前后位）		倾斜位	
	左侧	右侧	左侧	右侧	左侧	右侧	左侧	右侧
I	50.00	45.45	50.00	54.55	—	—	—	—
II	61.11	66.67	22.22	22.22	11.11	5.56	5.56	5.56
III	71.43	71.43	14.29	7.14	14.28	21.43	—	—
IV	52.94	52.94	29.41	17.65	17.65	23.53	—	5.88
V	63.16	68.42	10.53	10.53	26.31	21.05		

（三）卵巢的度量

卵巢的大小常以体积来评估，可采用公式 $0.523 \times 长 \times 宽 \times 厚$ 计算，其随着年龄增长和激素水平变化而变化。

1岁时卵巢在超声下平均体积为 $1.0cm^3$，2岁时为 $0.67cm^3$，2～6岁平均体积 $\leqslant 1.0cm^3$，6岁以后卵巢平均体积增大，青春期前（6～10岁）为 $1.2～1.3cm^3$，月经初潮前（11～12岁）为 $2～4cm^3$，在月经初潮后平均体积为 $8cm^3$（$2.5～20cm^3$）。<12岁时，卵巢在 CT 上的平均体积为 $0.4～3.8cm^3$，$\geqslant 12$ 岁女童卵巢在 CT 上的平均体积为 $4.3～6.9cm^3$。

据 Gundobin 描述，出生时卵巢重约 0.4g，为体重的 1/8000，比值较成人稍大。在青春期前，卵巢的重量比较均匀地随年龄增长而增加，但增加不多，到 10 岁时约增加 8 倍（3.1g）。其在青春期迅速发育，据 Krause 描述，成人卵巢重 4.8～6.6g，为出生时的 12～16.5 倍。

各组测量结果显示，卵巢指标右侧略大于左侧，小儿卵巢体积在V组增长加快。小儿卵巢的度量见表4-17、表4-18、图4-18～图4-21。

表 4-17　左侧卵巢的度量

组别	长（mm）		宽（mm）		厚（mm）		重量（g）	
	$\bar{x} \pm s$	$R_{min～max}$	$\bar{x} \pm s$	$R_{min～max}$	$\bar{x} \pm s$	$R_{min～max}$	$\bar{x} \pm s$	$R_{min～max}$
I	16.36±3.39	10.5～24	6.96±1.68	3.5～10	4.02±1.38	1.5～8	0.42±0.21	0.1～1.0
II	18.98±2.74	16～28	7.44±1.46	5.5～10.5	4.25±1.14	3～7.3	0.62±0.79	0.1～3.5
III	22.88±3.66	18～29	9.46±2.28	7～11	5.24±1.67	3～8.5	0.76±0.41	0.1～1.5
IV	25.97±6.67	18～43	10.57±3.22	7～16.5	6.22±1.83	2～9.5	1.02±0.56	0.3～1.68
V	30.23±4.46	23～38	13.10±3.63	5～19.5	7.15±2.77	3～13	1.95±1.08	0.4～4.9

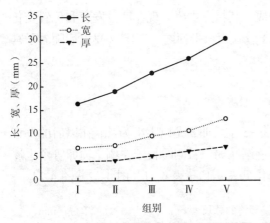

图 4-18 小儿不同年龄组左侧卵巢大小分布曲线

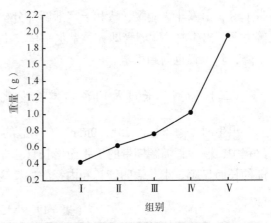

图 4-19 小儿不同年龄组左侧卵巢重量分布曲线

表 4-18 右侧卵巢的度量

| 组别 | 长（mm） | | 宽（mm） | | 厚（mm） | | 重量（g） | |
	$\bar{x} \pm s$	$R_{min\sim max}$	$\bar{x} \pm s$	$R_{min\sim max}$	$\bar{x} \pm s$	$R_{min\sim max}$	$\bar{x} \pm s$	$R_{min\sim max}$
I	17.92±4.41	11～28	7.40±2.32	3～12	3.89±1.77	1.5～8.5	0.45±0.22	0.1～1.0
II	20.08±4.08	12～26	8.10±1.84	6～13	3.77±1.66	2.2～10	0.56±0.65	0.1～1.0
III	24.83±3.30	22～32	10.58±2.32	7～13	5.10±1.23	3.5～7	0.78±0.36	0.2～1.5
IV	26.97±6.14	18～41	10.89±3.09	5～16	5.87±2.17	3～12	1.06±0.67	0.3～3.1
V	29.76±5.37	21.2～41	14.13±4.96	5～20	6.87±2.25	2.5～11.5	2.11±1.39	0.4～3.2

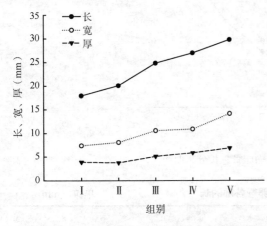

图 4-20 小儿不同年龄组右侧卵巢大小分布曲线

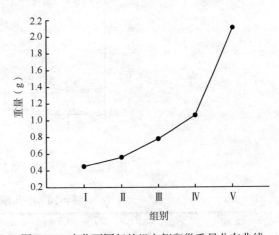

图 4-21 小儿不同年龄组右侧卵巢重量分布曲线

二、输 卵 管

（一）小儿输卵管特点

输卵管是一对输送卵子到子宫腔的管状器官。小儿的输卵管同成人一样位于子宫阔韧带上缘，由漏斗、壶腹、峡和子宫部四部分构成，其特点主要表现在度量发育和位置变化等方面。出生时，输卵管即大致呈水平位，位于骨盆入口平面之上，1～2岁以后随着子宫下降，其位置也渐趋稳定。

（二）输卵管长度及内径的发育变化

出生时，输卵管长25～30mm，有明显的3～5个弯曲，尤以Ⅰ组为甚，在以后的发育过程中，输卵管随阔韧带的扩张而增长且弯曲逐渐减弱，右侧略长于左侧，输卵管伞也逐渐伸长而显著。小儿输卵管长和内径的发育变化见表4-19～表4-21、图4-22～图4-24。

表4-19　小儿输卵管的总长　　　　　　　　单位：mm

组别	左侧		右侧	
	$\bar{x} \pm s$	$R_{min\sim max}$	$\bar{x} \pm s$	$R_{min\sim max}$
Ⅰ	45.84±8.34	31.5～64.5	46.30±7.51	31.5～61
Ⅱ	47.31±6.82	31.1～53	48.97±7.41	35～64
Ⅲ	53.44±9.38	40～69	56.09±9.56	38～68
Ⅳ	60.96±8.84	47～76	66.44±8.41	53.5～83
Ⅴ	73.68±17.03	44～104	77.18±18.04	48～114

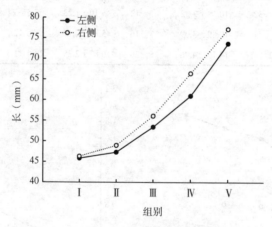

图4-22　小儿不同年龄组输卵管总长分布曲线

表4-20　小儿输卵管各部的长　　　　　　　　单位：mm

组别	漏斗部		壶腹部		峡部		子宫部	
	$\bar{x} \pm s$	$R_{min\sim max}$	$\bar{x} \pm s$	$R_{min\sim max}$	$\bar{x} \pm s$	$R_{min\sim max}$	$\bar{x} \pm s$	$R_{min\sim max}$
Ⅰ	9.80±2.28	5.5～14	16.30±3.33	10～25	17.34±5.31	6～30	2.64±0.65	2～5
Ⅱ	10.32±2.86	5.6～16	16.18±3.30	12～25	16.19±6.80	6～34	3.67±0.98	2～7
Ⅲ	11.16±3.53	5～18	20.81±3.83	13～26	19.14±6.50	9～29	3.67±0.98	0.7～7.5
Ⅳ	12.53±4.83	6～32	24.21±5.29	14～34	22.80±7.27	7～36	3.85±1.64	2～8
Ⅴ	15.40±6.63	6～28	28.58±8.38	17～50	26.37±7.48	14～47	5.10±2.26	3～11

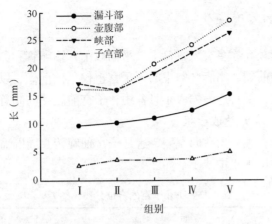

图 4-23　小儿不同年龄组输卵管各部长分布曲线

表 4-21　小儿输卵管各部的内径　　　　　单位：mm

组别	漏斗部		壶腹部		峡部		子宫部	
	$\overline{x}\pm s$	$R_{min\sim max}$	$\overline{x}\pm s$	$R_{min\sim max}$	$\overline{x}\pm s$	$R_{min\sim max}$	$\overline{x}\pm s$	$R_{min\sim max}$
I	1.94±0.39	1.4~3	1.44±0.44	1~2.5	0.80±0.15	0.6~1	0.62±0.12	0.5~0.8
II	1.80±0.35	1.2~2.5	1.40±0.41	0.8~2	0.82±0.20	0.6~1	0.80±0.22	0.5~1
III	1.85±0.38	1.2~2.3	1.60±0.37	1~2	0.96±0.12	0.7~1	0.90±0.14	0.7~1
IV	1.99±0.15	1.8~2.3	1.55±0.42	1~2	0.97±0.18	0.6~1.2	0.92±0.20	0.5~1
V	2.35±0.66	1.0~4.0	1.75±1.01	1~4	0.99±0.11	0.8~1	0.94±0.12	0.9~1.1

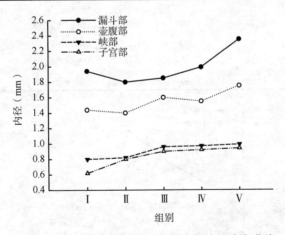

图 4-24　小儿不同年龄组输卵管各部内径分布曲线

三、子　宫

子宫是发生月经和孕育胎儿的中空的肌性器官。它位于膀胱与直肠之间，被两者移行来的腹膜所覆盖。子宫前面、后面的腹膜向两侧盆腔壁延伸为子宫阔韧带，连于侧壁及盆底，阔韧带两层之间包含有卵巢、输卵管及子宫圆韧带。

（一）子宫方位的发育变化

新生儿子宫的位置较高，多突入骨盆上口平面以上，输卵管和卵巢可位于髂窝内。子宫体与子宫颈之间微向前屈，当膀胱空虚时，子宫也仅稍向前倾，以后随着年龄增大、子宫的缩短和骨盆的增大，子宫逐渐缩入小骨盆中，子宫前屈和前倾有所增加（表4-22、表4-23、图4-25），到青春期时达成年状态。

小儿的子宫多数向右偏，少数向左偏，这是子宫轴旋转及周围器官特别是直肠影响的结果，而成人子宫通常位于正中线上。

表 4-22　小儿子宫的方位分类（%）

组别	前倾前屈	前倾后屈	后倾	后倾前屈	后倾后屈	前屈	前屈左倾	前屈右倾	后屈	垂直
I	81.81	—	—	4.55	—	4.55	—	—	—	9.09
II	83.33	—	5.56	—	—	—	5.56	5.55	—	—
III	64.29	—	7.14	—	—	7.14	14.29	—	—	7.14
IV	76.47	5.88	—	—	5.88	—	5.89	—	5.88	—
V	78.95	—	5.26	—	—	5.26	—	5.27	—	5.26

表 4-23　小儿子宫的前倾角和前屈角　　　　单位：°

组别	前倾角		前屈角	
	$\bar{x} \pm s$	$R_{min\sim max}$	$\bar{x} \pm s$	$R_{min\sim max}$
I	135.06±18.31	85～160	137.13±37.14	14～170
II	139.65±17.91	90～165	144.65±37.15	14～170
III	146.00±17.61	115～175	138.75±25.18	90～160
IV	126.12±40.19	35～170	118.64±42.90	50～160
V	126.82±37.63	30～170	130.70±33.69	50～167

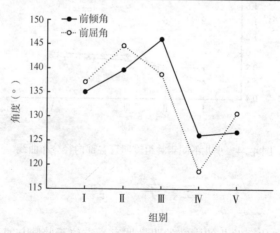

图 4-25　小儿不同年龄组子宫的前倾角和前屈角分布曲线

（二）子宫外形的发育变化

新生儿的子宫如花生大小，子宫颈较子宫体长而粗大（子宫体：子宫颈=1：2），但子宫颈阴道部却很短,子宫突扁而壁薄,子宫底不明显。超声测量子宫长为3.5cm,厚为1.4cm。出生1个月内随外源性激素的减少,子宫体积明显缩小,到1~2岁时子宫最小,特别是颈部缩小最多。随着小儿的成长,子宫壁变厚,子宫体增大,子宫腔扩大,使子宫体变得比子宫颈大。10岁以前子宫发育缓慢、变化不大,子宫的长、子宫体宽和子宫颈宽相对稳定,10岁以后增长较快,子宫长径和宽径增大,子宫体明显大于子宫颈。到了青春期,子宫迅速发育,壁增厚,15~16岁时达到成人子宫大小,宫体大于宫颈[子宫体:子宫颈=(2~3):1],子宫长5~8cm、宽3cm、厚1.5cm。对子宫体积的各项测量结果见表4-24~表4-26、图4-26~图4-28。

新生儿的子宫呈哑铃形者占80%、管形占20%。其他各组以三角形居多,还有梨形、管形、纺锤形等(表4-27)。

出生时,子宫重约4.16g,与体重之比约为1:750(从未妊娠的女性相应值为48g和1:1100),因此在比值上小儿子宫较成人稍大。出生后,由于外源性激素减少,子宫即显著减轻,2岁时达到最小重量,为1.9g,此后逐渐恢复,到10岁时达到出生时的重量,而在青春期发育特别迅速。子宫重量的测量见表4-28、图4-29。

新生儿的子宫口呈漏斗形,朝向后下,宫颈管粗大,其中含有黏液栓。以后子宫口逐渐由漏斗形变为横弓形等形状,而过渡到成年处女状态,黏液栓到6~10岁已不再存在。青春期以前的女性,因卵巢分泌雌激素极少,故子宫内膜无周期性变化。

表4-24　小儿子宫底的测量　　　　　　　　　　　　　单位:mm

组别	上下径(高)		左右径(宽)		前后径(厚)	
	$\bar{x} \pm s$	$R_{min~max}$	$\bar{x} \pm s$	$R_{min~max}$	$\bar{x} \pm s$	$R_{min~max}$
I	2.39±0.66	1~4	13.40±2.25	8~19	3.06±1.12	1.5~6
II	2.95±0.92	1~4	15.47±4.85	10~24.5	3.11±1.49	1.3~4
III	2.82±0.82	1~3.5	17.42±5.21	10~24	3.65±2.16	1.2~7
IV	3.46±1.72	1~7.5	21.02±4.78	14~28	3.10±1.97	1~8
V	3.81±1.46	2~7	27.74±6.75	14~40	5.10±2.90	2~11

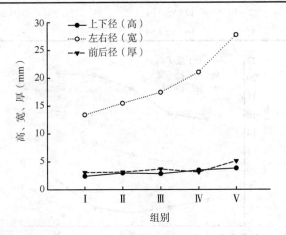

图4-26　小儿不同年龄组子宫底各径分布曲线

表 4-25　小儿子宫体的测量　　　　　　　　单位：mm

组别	上下径（高）		左右径（宽）		前后径（厚）	
	$\bar{x} \pm s$	$R_{min\sim max}$	$\bar{x} \pm s$	$R_{min\sim max}$	$\bar{x} \pm s$	$R_{min\sim max}$
I	8.60±2.04	5～12	11.04±2.26	7.5～16	5.63±1.44	2～8
II	8.43±2.40	4.7～11	15.08±3.99	10～20	6.05±1.58	4～10
III	10.78±3.72	4.2～16	17.35±6.27	5.5～25	6.26±2.13	3.5～10
IV	12.31±4.04	7～20	18.85±4.57	12.5～24	6.53±2.31	2.8～11
V	14.47±4.18	7～21	24.16±6.30	15～35.5	10.76±4.64	2.5～19

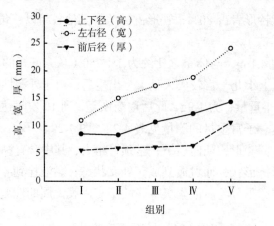

图 4-27　小儿不同年龄组子宫体各径分布曲线

表 4-26　小儿子宫颈的测量　　　　　　　　单位：mm

组别	上下径（高）		左右径（宽）		前后径（厚）	
	$\bar{x} \pm s$	$R_{min\sim max}$	$\bar{x} \pm s$	$R_{min\sim max}$	$\bar{x} \pm s$	$R_{min\sim max}$
I	15.58±1.85	13～19	9.56±1.24	7～12	6.84±1.19	5～9.2
II	16.21±3.25	12.3～27	10.90±2.31	6～16.8	6.07±1.72	3～10
III	18.96±4.74	14.5～20	11.72±1.98	7～14	5.44±1.32	4.3～8
IV	20.41±5.08	12～30	12.95±3.04	6～21	5.99±1.85	3～10
V	20.58±6.66	4～34	16.32±3.54	7～21	8.92±3.40	4～16

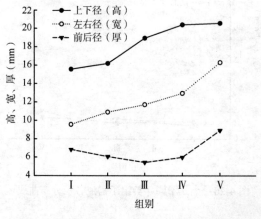

图 4-28　小儿不同年龄组子宫颈各径分布曲线

表 4-27　小儿子宫的形态分类（%）

组别	三角形	梨形	管形	纺锤形（卵圆形）	哑铃形
I	72.73	9.09	9.09	—	9.09
II	72.22	11.11	5.56	11.11	—
III	71.43	21.43	7.14	—	—
IV	70.59	29.41	—	—	—
V	52.63	47.37	—	—	—

表 4-28　小儿子宫的重量　　　　　　　　　　单位：g

组别	$\bar{x} \pm s$	$R_{min\sim max}$
I	1.36±0.34	0.8～2
II	1.59±0.34	1.2～2.5
III	2.10±0.66	1.2～3.7
IV	2.80±1.08	1.7～5.2
V	7.98±5.57	3～16.4

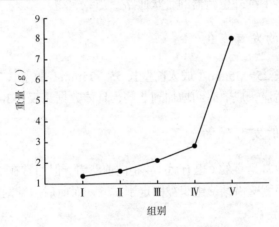

图 4-29　小儿不同年龄组子宫重量分布曲线

（三）子宫内腔的发育变化

新生儿子宫的内腔狭小，呈三角形，宫颈管呈梭形，内面皱襞明显，与成人基本相似。小儿子宫内腔的测量见表 4-29、图 4-30。

表 4-29　小儿子宫内腔及前唇、后唇的测量　　　　　　　　　　单位：mm

组别	子宫腔长		宫颈管长		前唇长		后唇长	
	$\bar{x} \pm s$	$R_{min\sim max}$	$\bar{x} \pm s$	$R_{min\sim max}$	$\bar{x} \pm s$	$R_{min\sim max}$	$\bar{x} \pm s$	$R_{min\sim max}$
I	8.60±2.04	5～12	15.58±1.85	13～19	3.95±0.97	2～6	4.86±0.97	3～6.5
II	8.67±3.08	2.8～12	17.03±3.08	15～24.5	3.20±1.02	2.2～5.5	4.48±0.76	3～6
III	11.03±4.77	4.2～16	19.19±5.91	14.5～33	3.02±1.32	1～5	4.75±1.59	2.5～8
IV	11.93±4.49	4.7～17	19.58±3.78	13.5～24	3.02±1.09	1～5.2	5.25±1.52	2.5～7.2
V	15.08±4.44	9～20	20.66±5.51	9～30	3.38±1.80	2～8	7.53±2.78	4～12

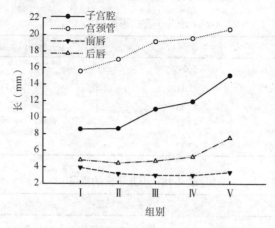

图 4-30　小儿不同年龄组子宫内腔及前唇、后唇长分布曲线

四、阴　　道

阴道是上连子宫，下续外生殖器的管状通路。

（一）阴道长度的发育变化

新生儿阴道中间长 25～35mm（成人前壁长 55～75mm，后壁长 70～85mm）。以后其大致与骨盆的发育相适应，成熟时约增加到 2 倍，具体数据见表 4-30、图 4-31。

（二）阴道宽度的发育变化

出生时阴道管腔通常是直的（也有后 1/4 稍向前弯者，但通常在 1 个月内消失），基本上同成人一样左、右两侧壁借结缔组织被固定于盆壁，而前后两壁则向管腔塌陷，因而在横切面上成"H"形的空隙。

小儿的阴道入口窄于阴道，有处女膜掩闭，一般 2 岁时可通过铅笔大小的器械，具体数据见表 4-30、图 4-31。

表 4-30　小儿阴道的测量　　　　　　　　　　单位：mm

组别	前壁长		后壁长		左右径（宽）	
	$\bar{x} \pm s$	$R_{min\sim max}$	$\bar{x} \pm s$	$R_{min\sim max}$	$\bar{x} \pm s$	$R_{min\sim max}$
I	29.49±3.63	19.2～36	35.10±4.61	25～41	9.11±1.86	6.4～11
II	33.77±4.86	26～45	40.15±5.80	28～53	12.62±3.39	6～19
III	38.77±8.18	22～56	44.12±4.85	34～49	18.08±3.83	11～26
IV	46.29±8.33	34～63	52.94±8.67	38～67	21.79±4.96	13～32
V	45.47±8.38	32～60	52.74±8.89	42～63	25.32±5.72	18～44

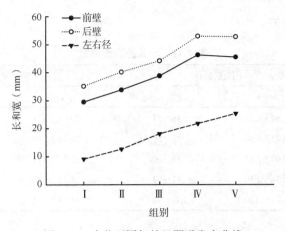

图 4-31　小儿不同年龄组阴道发育曲线

（三）小儿阴道特点

新生儿及乳儿的阴道相对较长、较窄，阴道皱襞高而密，遍布于阴道壁。10 岁以前阴道增长缓慢，10 岁以后阴道迅速增长，其上壁的阴道皱襞逐渐消失。新生儿的阴道与子宫之间构成向前开放的钝角，成人为直角。新生儿阴道前穹几乎与后穹一样高，以后子宫前屈和前倾的角度逐渐缩小，后穹的高度也随之逐渐超过前穹，即成人所见的后穹高于前穹。

第二节　女性外生殖器

外阴部包括阴阜、大阴唇、小阴唇、阴道前庭、海绵体及其肌肉等，除阴阜外均位于骨盆出口前份的会阴尿生殖三角浅面。新生儿的骨盆出口窄小，故会阴部的范围也很窄小，以后随着骨盆的发育而逐渐扩大。新生儿的外阴部比成人较为朝向前方，其肛侧部分可以从前方观察到，这是由于骨盆的倾斜角较小，以后随骨盆倾斜角的增大而较朝下，其在前方则不易再观察到。

一、阴裂和阴道前庭的发育变化

幼儿的阴阜和大阴唇形态与皮下脂肪的消长有关，脂肪发育良好的新生儿，阴阜呈三角形隆起，向下分成两片饱满的大阴唇包绕露出的阴蒂、小阴唇和突出的处女膜。

出生时，小阴唇的前 2/3 发育良好，往上与对侧联合构成很长的阴蒂包皮，包皮的前端呈脐形窝，其中藏有阴蒂头，后 1/3 不发达，向下隐约绕过阴道口与对侧联合，构成不明显的阴唇系带。在以后的发育过程中，10 岁前在比例上缩小，以后又迅速增大。

由于左右大阴唇密接，小阴唇高大，故阴裂闭合，阴道前庭深而凹陷，须借助器械才能看到前庭的结构，约到 12 岁时才不需要器械帮助。儿童的尿道口在幼龄时被从前向后高起的黏膜皱襞所夹包，呈矢状位，周围还有一些黏膜皱襞和凹陷，故尿道口不易被发现，到 10 岁时，周围的皱襞已变平，至青春期发育为成人型。小儿阴裂及阴道前庭前后径的测量见表 4-31、图 4-32。

表 4-31 小儿外阴部测量　　　　　　　　　　　　　　　单位：mm

组别	阴裂前后径		阴道前庭前后径	
	$\bar{x} \pm s$	$R_{min\sim max}$	$\bar{x} \pm s$	$R_{min\sim max}$
I	42.64±4.53	36～51	20.91±3.18	16～30
II	44.72±7.94	31～56	21.08±2.89	16～28
III	49.69±7.43	38～60	23.27±5.21	16～32
IV	51.38±9.56	33～72	25.74±5.40	19～40
V	57.53±11.46	33～90	31.63±6.86	21～46

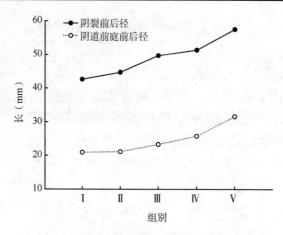

图 4-32 小儿不同年龄组外阴部发育曲线

二、处女膜的形态分类

新生儿的处女膜清晰可见，大多数是两个矢状位的皱襞，边缘不平整而稍肥厚，通常1岁时变薄，以后又增厚。在发育过程中阴道口逐渐扩大，处女膜也随之变形。到青春期，处女膜发育为成年状态。处女膜有伞状、筛状和唇状 3 种形态，各年龄段均以伞状为多；新生儿唇状次之，筛状最少；其他年龄组筛状次之，少见唇状形态（表 4-32）。

前庭大腺有时缺如，或散为小腺。其在 10 岁以内时发育甚微，16～18 岁时发育最快。儿童期，腺的开口不明显，很难辨认，通常位于前庭后 1/3 外侧。

表 4-32 小儿处女膜的形态分类（%）

组别	伞状	筛状	唇状
I	63.64	9.09	27.27
II	66.67	33.33	—
III	57.14	42.86	—
IV	58.82	41.18	—
V	57.89	42.11	—

主要参考资料

吉士俊，王伟，李正，2006. 小儿外科手术图谱. 北京：人民卫生出版社

贾立群，2009. 实用儿科腹部超声诊断学. 北京：人民卫生出版社

李龙，2005. 小儿腹腔镜手术图解. 上海：第二军医大学出版社

廖亚平，1987. 儿童解剖学. 上海：上海科学技术出版社

潘恩源，陈丽英，2007. 儿科影像诊断学. 北京：人民卫生出版社

王果，2000. 小儿外科手术学. 北京：人民卫生出版社

王启华，2002. 实用眼耳鼻咽喉解剖学. 北京：人民卫生出版社

王天铎，2007. 喉科手术学. 2 版. 北京：人民卫生出版社

夏焙，2013. 小儿超声诊断学. 2 版. 北京：人民卫生出版社

徐雷鸣，2010. 小儿消化内镜学. 上海：上海科学技术文献出版社

薛辛东，2005. 儿科学. 北京：人民卫生出版社

叶滨宾，2009. 儿科影像诊断与临床（头颈与神经系统卷）. 北京：人民军医出版社

叶滨宾，2012. 儿科影像诊断与临床（胸腹卷）. 北京：人民军医出版社

郑玉涛，2010. 小儿解剖生理与临床应用. 西安：西安交通大学出版社

主要参考文献